Cancer

Cancer Cancer Cancer Can
r Cancer Cancer Cancer
Cancer Cancer Cancer Can
r Cancer Cancer Cancer
Cancer Cancer Cancer Can
r Cancer Cancer Cancer
Cancer Cancer Cancer Can
r Cancer Cancer Cancer
Cancer Cancer Cancer Can
r Cancer Cancer Cancer
Cancer Cancer Cancer Can
r Cancer Cancer Cancer
Cancer Cancer Cancer Can
r Cancer Cancer Cancer
Cancer Cancer Cancer Can
r Cancer Cancer Cancer
Cancer Cancer Cancer Can
r Cancer Cancer Cancer
Cancer Cancer Cancer Can

# 淋巴與淋巴癌：
## 認識淋巴系統
## 給你最正確的治療與建議

蘇勇誠 —— 著

晨星出版

# 釐清錯誤觀念，正確認識淋巴癌

過去十年來，惡性淋巴癌一直高居國人血液惡性腫瘤的榜首，每年新增的案例數約略為三千人，十分可觀，因此，正確地認識淋巴癌，以及瞭解其後續的治療方式等重要性相對來說自然提升許多。

過去因為可選擇的藥物或處方有限，不同類別的淋巴癌都必須接受類似的治療，使得臨床醫師並不熱衷於找出病患罹患之疾病的確切分類。但由於分子診斷技術的日新月異，單靠型態學上的分類方法已經無法滿足臨床上治療及預後的需求，故世界衛生組織（WHO）在二〇〇八年及二〇一六年分別依照新發現的分子特徵，提出新的分類方式，使得惡性淋巴癌的分類變得複雜許多。這些劇烈的變化，不僅對病人有深刻的影響，對臨床及病理科醫師亦造成相當的壓力。

受限於國內臨床分子診斷技術並不普及，導致一些特殊形態的淋巴癌無法獲得確診，也因此無法正確評估病人的預後。但是隨著新發現的分子標的逐漸增加，我們所能使用的標靶藥物也突飛猛進，找出淋巴癌的分子特徵並將其正確分類就變得十分重要，因爲這攸關病人是否能夠接受最恰當的治療。

筆者過去十年一直從事淋巴癌的研究，並在二〇一四年至美國希望之城（City of Hope）癌症中心進修半年，鑽研淋巴癌的治療。回國之後，有感於國內淋巴癌分子診斷技術的不足，在院內長官的大力支持之下，於所服務的部立雙和醫院逐步建立起多項重要的檢測，讓國內患者可以得到更精確的診斷，並隨之建立起淋巴癌的本土流行病學資料。

這本書是筆者的一些臨床經驗分享與交流，希望能讓國內的民眾對淋巴癌有概括的認識，也希望能夠釐清一些錯誤的觀念，讓大家都能對淋巴癌有正確的認識。

最後，筆者才疏學淺，還望諸位血液學的先進前輩不吝指教。

**蘇勇誠　二〇一八年一月**

# 目錄

## PART 3 淋巴癌的治療 125

## PART 4 淋巴癌病患的預後 239

# PART 1

## 認識淋巴

# 淋巴細胞的特徵？

血液中主要由小淋巴細胞和一定數量的中淋巴細胞組成。小淋巴細胞核相對較大，細胞質極少。另外，核內染色質多，染色較深。核圓形深染，核周圍淺染，胞質藍灰色。

淋巴細胞（lymphocyte）也稱淋巴球，爲白細胞中體積最小的一種，由淋巴器官產生，屬機體免疫應答功能的重要細胞成分。在光學顯微鏡下觀察淋巴細胞時，可按直徑不同而區分爲大（11～18微米）、中（7～11微米）、小（4～7微米）三種。周圍血液中主要爲中小型細胞；在人體約占白細胞的百分之二十至三十，圓形細胞核，細胞質較少。

淋巴器官根據其發生和功能的差異，可分爲中樞淋巴器官（又名初級淋巴器官）和周圍淋巴器官（又名次級淋巴器官）兩類。前者包括胸腺、腔上囊或其相當器官（醫學上認爲哺乳動物上爲骨髓），它們無須抗原刺激即可不斷增生淋巴細胞，成熟後將其轉送至周圍淋巴器官；後者包括脾、淋巴結等。成熟淋巴細胞需依賴抗原刺激來分化增生，繼而發揮其免疫功能。

淋巴細胞是一類具有免疫識別功能的細胞系。根據淋巴細胞的發育部位、表面、抗

## 淋巴系統的作用

**淋巴系統**
- 中樞淋巴器官：可自行增生淋巴細胞
- 周圍淋巴器官：需藉由抗原刺激增生淋巴細胞

- 保護人體免於病菌侵害
- 清除體內所代謝的老廢物質
- 修補體內的受損器官和組織

淋巴系統是人體免疫力的關鍵，除了可對抗外來病菌，更可監控體內各細胞的運作。

原、受體及功能等不同，可將淋巴細胞分爲T淋巴細胞和B淋巴細胞等多種。甚至有人還分出抗體依賴性細胞毒細胞、雙重陽性細胞以及裸細胞等。而他們具有殺傷靶細胞作用，因此又稱殺傷細胞或K細胞，細胞膜表面同時具有T細胞和B細胞的標記，其功能不明。裸細胞既無T細胞也無B細胞的表面標記。

某些疾病可影響淋巴細胞數目的增減，如患肺結核時，淋巴細胞會顯著增加。

淋巴細胞的膜表面分子（分化群抗原）可用於鑑定和區分其亞群和亞類，是研究淋巴細胞的重要工具。

# Q 何謂T淋巴細胞？其類型及功能如何？

A T細胞（T cell）在淋巴細胞中是數量最多、功能最複雜的一種，在免疫系統中扮演著幾個重要的角色。源自於骨髓的多能幹細胞，在人體胚胎期和出生期，遷移至胸腺內，在胸腺激素的誘導之下分化成熟，最後成爲具有免疫活性的T淋巴細胞。由於T細胞是在胸腺中分化成熟的淋巴細胞，所以又稱作胸腺依賴性淋巴細胞。T細胞具有許多種生物學上的功能，例如：直接殺傷靶細胞、輔助或抑制B細胞產生抗體、對特異性抗原、促進有絲分裂原的作用反應以及產生細胞激素等，負責抵禦人體中的病毒與腫瘤形成。T細胞產生的免疫反應爲細胞免疫，主要有兩種方式：一種是與靶細胞特異性結合，然後破壞靶細胞的細胞膜，進而將靶細胞殺滅；另一種是釋放淋巴激素，增強免疫效應和免疫範圍。

T細胞爲淋巴細胞的主要成分，不但具有多種生物學功能，像是直接殺傷靶細胞，其爲身體中抵抗病毒、腫瘤的鬥士；此外，T細胞還具有調節及抑制免疫、識別感染源以及活化其他免疫細胞的功能，依照功能與表面標誌，可分成以下種類：

## 1.細胞毒性T細胞（cytotoxic T cell）

細胞毒性T細胞的主要表面標誌是CD8，這一類T細胞專門消滅受感染的細胞，因爲它的功能就像一位「殺手」，所以也被稱爲殺手T細胞。細胞毒性T細胞發現目標細胞後，會分泌出特殊的蛋白質抗原，使細胞膜穿孔且溶裂細胞體，然後將目標細胞殺滅。它可以直接攻擊細胞內的病毒還有細菌，也會攻擊移植器官以及癌細胞。

## 2.輔助性T細胞（helper T cell）

輔助性T細胞在免疫反應中扮演中間過程的角色，輔助T細胞的表面標誌是CD4，負責調控或輔助其他淋巴細胞發揮功能，協助B細胞產生抗體，促進已經和抗原接觸的B細胞大量繁殖。T細胞它們是已知的HIV病毒的目標細胞，在愛滋病發病時會急劇減少。輔助性T細胞協助活化B細胞產生抗體，也可協助殺傷性T細胞及巨噬細胞發揮免疫功能。同時，輔助性T細胞可分泌引導巨噬細胞與白血球的淋巴激素，增強它們清除感染源的能力與效率。

### 3. 調節／抑制 T 細胞（regulatory/suppressor T cell）

這一類T細胞負責調節免疫反應與抑制T細胞、B細胞的作用。調節T細胞維持自身耐受和避免免疫反應過度導致損傷人體。目前最活耀的調節／抑制T細胞是CD25＋CD4＋T細胞，對各種T細胞和B細胞都有抑制作用，調節和控制免疫反應，維持免疫耐受性。

### 4. 記憶型 T 細胞（memory T cell）

記憶型T細胞在接受抗原刺激後，雖然暫時不會出現特異的表面標誌，但是這類細胞能夠保存特異抗原訊息長達數十年，當再次接受與原來相同的抗原刺激後，就可以分增生爲對付抗原的功能性T細胞或能產生抗體的漿細胞，記憶型B細胞也有這項功能。

## T細胞的重要關鍵

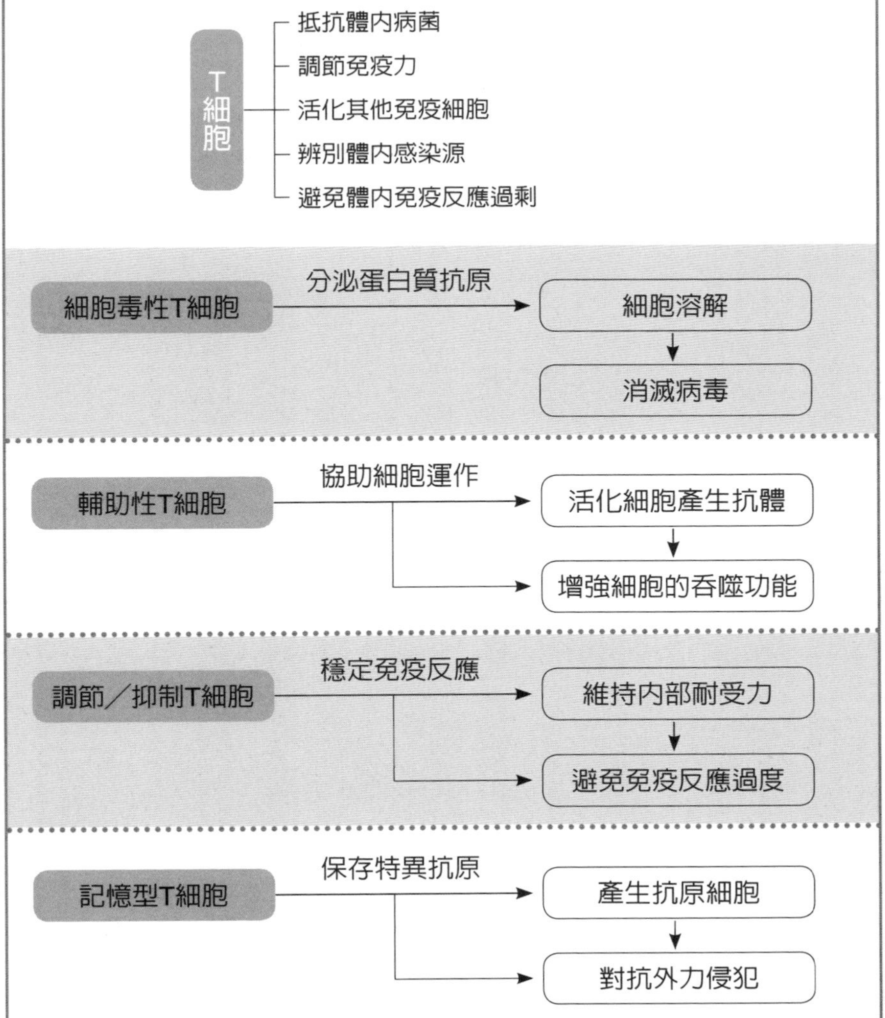


淋巴細胞中數量最多且功能重大的關鍵角色，是人體免疫中不可缺少的一環。

# Q 什麼是B淋巴細胞？其種類及功能為何？

A

科學家在鳥類體內發現，將華氏囊切除之後，鳥類體內的B細胞會失去合成抗體的功能，因此將這一類能產生抗體的細胞命名為爲華氏囊始源細胞，簡稱B細胞。

B細胞是淋巴細胞的一種，因此也稱爲B淋巴細胞或是B淋巴球。與T細胞一樣都是由骨髓的幹細胞分化而成，從外表上難以判定是T細胞或是B細胞，因此，在科學上通常會以細胞表面來標記，並以兩者不同的功能來加以區分。未成熟的B細胞，在成熟之前會透過基因重組，達到增加抗體多樣性與淘汰不良細胞的目的，最後成熟的B細胞才是具有功能的B細胞，這就是所謂的抗體多樣性理論。

成熟的B細胞經過周邊血液進入脾臟、淋巴結，主要分布在人體的脾小結、脾索、淋巴小結、淋巴索及消化道黏膜下的淋巴小結中，一個B細胞只能針對外來抗原分泌一種相對於該抗原的專一性抗體。

在骨髓與集合淋巴結皮質中的B細胞數量多於T細胞，而分布在淋巴結和血液中的B細胞數量則比T細胞少；胸導管中參與循環的B細胞則更加稀少。

依照功能分類，B細胞分爲漿細胞與B記憶細胞：

### 1. 漿細胞

漿細胞爲T細胞非依賴性細胞，在體內的存活時間只有幾天至數週，在骨髓中成熟的B細胞能夠產生抗體，當體內有抗原產生時，B細胞會分化成漿細胞，並且依循T細胞接受不同抗原的刺激所產生的激素，分泌出不同的抗體來對抗。

### 2. B記憶細胞

B記憶細胞爲T細胞依賴性細胞，可以長期存在人體內。B細胞除了分化成漿細胞之外，另一部分的B細胞經過抗原刺激後，會成爲記憶B細胞，當下一次遇到相同的抗原時，記憶B細胞會在短時間內被活化，並快速地大量增生分化，破壞及消滅入侵的抗原，因此記憶性B細胞可說是疫苗發展的基礎原理。

#### B細胞的兩大角色

B細胞
- 漿細胞：免疫系統中釋放大量抗體的細胞。
- B記憶細胞：記憶相同抗原，加速活化並大量分化繁殖。

B細胞主要分布於淋巴結中的皮質，會針對外來抗原分泌專一性抗體。

# 淋巴系統的重要性與其運作？

淋巴系統是人體循環系統的一部分，主要由淋巴、淋巴管、淋巴結與淋巴組織等組成。人體每個部位的細胞都需要吸收養分，並且進行代謝作用，以便代謝水及二氧化碳等廢物。身體中的代謝需要一個運輸系統，淋巴循環和血液循環就是身體主要的兩大循環系統，在身體各部分的細胞間輸送養分、氧氣、二氧化碳等，並且加速物質的交換。

淋巴循環系統中有兩大淋巴路徑——右淋巴管與胸管。淋巴循環中所有的淋巴管最後都會匯集在此兩大淋巴路徑，最後注入靜脈進入血液中。

淋巴循環的路徑爲：

1. 右淋巴管路徑：右頭、右頸、右胸、右上肢，各組織之間的體液→分布於組織間的微淋巴管→大淋巴管→右淋巴幹→右鎖骨下靜脈。
2. 胸管路徑：左頭、左頸、左胸、左上肢、腹腔、下肢，各組織之間的體液→分布於組織間的微淋巴管→大淋巴管→胸管→左鎖骨下靜脈。

淋巴循環的功能主要爲：

1. 協助身體所需的各種營養素進入血液中：養分進入腸道中後，在腸道黏膜的小淋巴管會負責吸收脂肪以及脂溶性維生素，這些營養素最後會經由淋巴系統進入血液中，供給身體能量。

2. 製造免疫細胞：在淋巴循環路徑中，分布著許多淋巴結。而淋巴結負責製造免疫細胞，也就是所謂的淋巴球。

3. 引流組織之間的體液：例如引流淋巴液、組織液等，以免體液囤積在體內造成水腫。

4. 負責後天免疫：淋巴系統負責產生抗體抵抗病毒，可稱爲是人體的防衛機制。

## 圖解淋巴循環

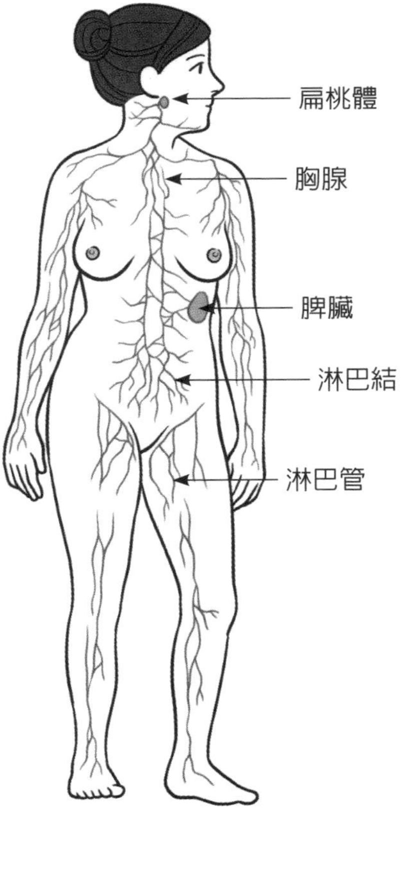


淋巴循環是掌管代謝的系統

Q

# 人體有哪些淋巴組織？

A

淋巴組織主要的功能是製造淋巴球，以及過濾淋巴液或血液，將血液中衰老的血球、血液、淋巴液，或是組織液中的異物除去。

淋巴組織主要有兩種形態：

## 1. 彌散淋巴組織（diffuse lymphoid tissue）

彌散淋巴組織沒有固定的型態，主要是以網狀纖維與網狀組織成爲架構，在這網狀的範圍織中分布著許多淋巴細胞、漿細胞、巨噬細胞以及肥大細胞，並且跟周圍的結締組織沒有很明顯的界線，邊界的部分含有T細胞和B細胞，此處的毛細管後微靜脈是血液進入淋巴組織重要通道。當受到抗原刺激時，彌散淋巴組織會出現淋巴小結。

## 2. 淋巴小結

淋巴小結（lmphoid nodule）又稱淋巴濾泡（lymphoid follicle），呈現邊界清楚的橢圓形，直徑大約〇．二至一毫米，是由許多B細胞密集組成的淋巴組織，是B細胞分布與轉化的地方；淋巴小結也含有少量的T細胞與巨噬細胞。淋巴小結會隨著人體的生長發育、免疫功能的狀態而變動。淋巴小結中央染色體淺，細胞分裂現象多，因此也被稱爲「生發中心」，無生發中心的淋巴小結體積較小，稱爲初級淋巴小結；具有生發中心的淋巴小結則稱爲次級淋巴小結，需要T細胞的參與才能形成。

淋巴小結分布在淋巴器官之外，還有在消化道、呼吸道、泌尿及生殖道的黏膜中，是免疫的第一道防線。

當遇到抗原的時候，淋巴小結因爲受到刺激而增大增多，產生免疫應答，當抗原被清除之後，淋巴小結就會漸漸消失。

**淋巴組織**

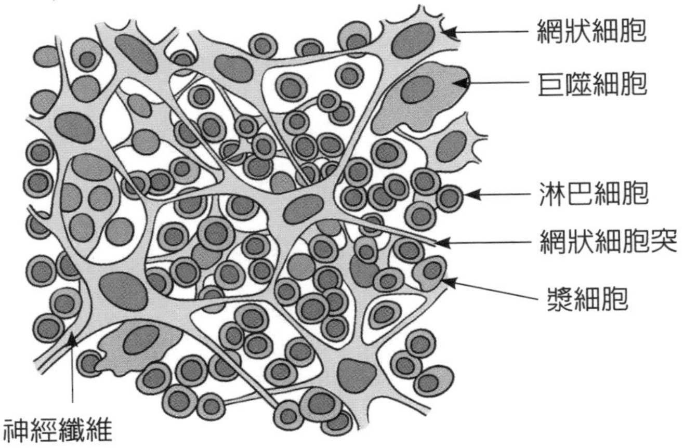


淋巴組織的主要工作是製造淋巴球與過濾體內的老廢異物。

## Q 什麼是淋巴結？其角色與運作為何？

**A** 淋巴結屬於淋巴系統的一個部分，以往也被稱作淋巴腺，但實質上並沒有分泌物質的功能。淋巴結在淋巴系統中的作用是過濾，在人體內部蜂窩狀的結構中有淋巴球聚集，當病毒與細菌入侵時，淋巴結就會快速地增生且變大，以便消滅入侵的病菌，因此身體部位有淋巴結的地方就會腫脹。

淋巴結遍布在身體各處，但只有在頸下、腋下、鼠蹊部的位置容易摸到。

淋巴結是遍布全身的網狀結構，其內充滿了淋巴細胞。骨髓製造出的淋巴細胞會進入到淋巴結中，擔任過濾及呑噬入侵的病毒、細菌的工作，同時也會製造淋巴球。

淋巴結的組織構造，最外面一層稱爲外套膜，內部則分爲皮質以及髓質兩個部分，淋巴結的臍部是淋巴管和動靜脈進出淋巴結的管道。淋巴結皮質部分爲內外兩層，外層主要有B細胞分布，形成淋巴濾泡，還有淋巴濾泡產生的生長中心；內層的皮質旁區，主要有T細胞分布；淋巴結的髓質部分，則有T細胞、漿細胞和組織球分布其中。

淋巴結只會出現在哺乳動物的器官中，在正常情況下，淋巴結直徑約只有不足○．五毫米，表面柔軟、光滑，與周圍組織無連結。一旦當細菌從受傷的地方進入人體時，

## 淋巴結

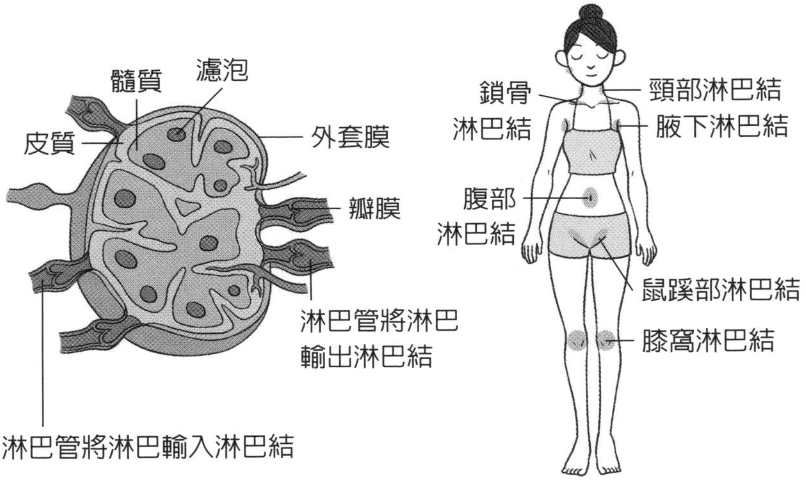


淋巴結在淋巴系統中扮演「過濾」的角色，以消滅外來病菌。

淋巴細胞就會產生可殺滅細菌的淋巴因子和抗體，因此導致淋巴結腫大，這是因爲淋巴細胞和組織細胞反應性增生的緣故，此也稱爲淋巴結反應性增生。除了細菌之外，病毒、某些化學藥物、代謝的毒性產物、變性的組織成分及異物也能夠引起淋巴結反應性增生，腫大的淋巴結可視爲人體一個警報裝置。

# Q 淋巴結的功能有哪些？

A 淋巴結的功能就像是過濾器，主要是過濾身體中的淋巴液，並且製造淋巴細胞與漿細胞，參與人體中的各項免疫反應。當人體有局部受到感染的時候，病毒、細菌或是癌細胞，會沿著淋巴管侵入體內的循環系統，淋巴系統產生免疫反應時，就會出現淋巴結腫大的現象。如果，淋巴結不能阻止和消滅侵入的病毒或細菌，病變就會沿著淋巴管的流注方向擴散和轉移到全身各處，對人體產生更大的傷害。淋巴結的功能如下：

1. 過濾淋巴液

當細菌、病毒或是癌細胞等病原體侵入皮下或黏膜後，很容易就能夠進入毛細淋巴管並回流入淋巴結。當淋巴液用緩慢的速度流經淋巴竇時，巨噬細胞就會執行清除異物的任務，巨噬細胞對細菌的清除率可高達百分之九十九，但是對於病毒及癌細胞的清除率卻很低。清除率的高低，除了與人體的免疫狀態有關之外，不同抗原的性質、毒力、數量也會影響的清除率。

## 淋巴結示意圖

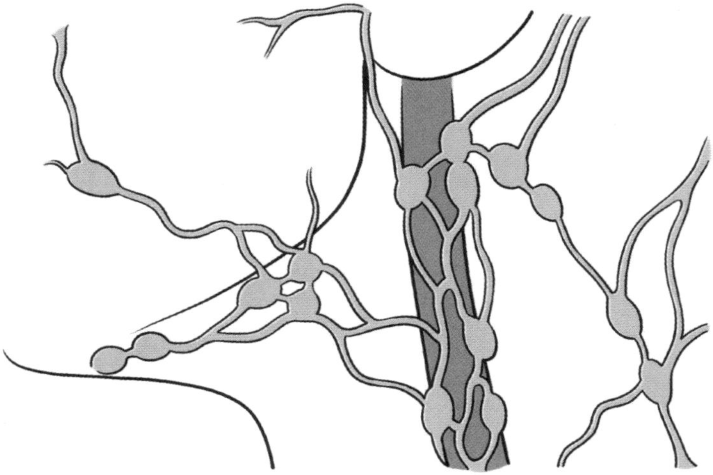

淋巴結參與體內各項免疫反應。

## 2.進行免疫反應

當外來的抗原性物質入侵人體後，會激發免疫細胞活化，產生抗體來抵抗，這個分化和效應過程被稱為免疫反應。當抗原，也就是入侵的細菌與病毒，進入淋巴結中之後，巨噬細胞和交錯突細胞就會捕捉且處理抗原，使得相對應的特異性受體的淋巴細胞發生轉化作用。

當人體中發生體液免疫反應時，淋巴小結就會增多又增大，漿細胞的數量也會增多。人體中引起細胞免疫反應時，副皮質區則會明顯擴大，效應性T細胞數量增多。

Q

# 什麼是淋巴癌？

A

淋巴癌又稱為淋巴瘤，屬於淋巴系統的惡性腫瘤。它是由淋巴結或結外淋巴組織的免疫細胞，經過惡性病變後所產生的腫瘤。

依照病理的分類，淋巴癌可以粗分為何杰金氏與非何杰金氏淋巴癌兩大類。而這兩類之間最大的差別，在於何杰金細胞（Reed-Stangurg cells）的存在與否。正因為淋巴癌主要起源於淋巴結或其他淋巴組織的惡性腫瘤，從病理學上來說，可以觀察到淋巴細胞的腫瘤性增生。但是在臨床上，症狀可以從早期最典型的無痛性淋巴結腫大或是肝脾腫大，到晚期的惡病質、發熱、盜汗、體重減輕及貧血等，十分多樣，這也使得臨床上要診斷淋巴癌更加困難。

淋巴癌的分類非常複雜。早期，是以形態學及一些免疫染色法來做初步的分類，後來隨著分子生物學及基因檢測技術的進步，可以將淋巴癌做更進一步的細分，也更能反映每一類病患的預後差異，因此在二〇〇八年WHO淋巴癌新分類中，就有高達八十個亞型。二〇一六年公布的最新分類系統中，更將細胞的基因表現譜納入分類依據，使得臨床上要將淋巴癌做精準分類的困難度日益增加。由於病變發生的部位和範圍不盡相

## 淋巴癌的起因

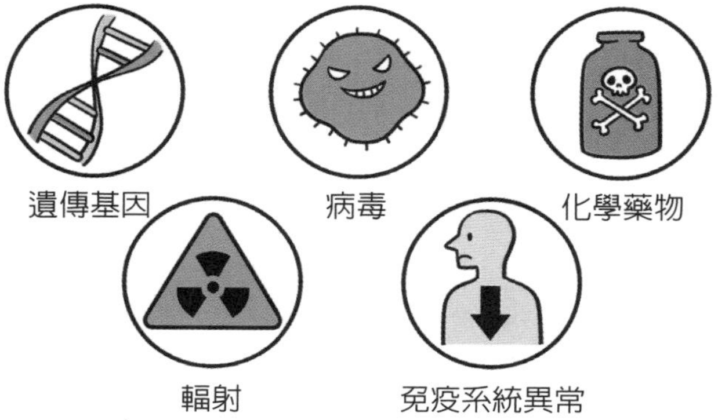


淋巴癌可分為四期。其致病成因與上述五大因素有關。

同，臨床上的表現也沒有一致性可言，能夠確定的只有原發部位在淋巴結的患者，常會以脖子、腋下或是鼠蹊部的淋巴結腫大作爲表現；若是發生在結外的淋巴組織，例如扁桃腺體、鼻咽部、胃腸道、脾、骨骼或皮膚等，症狀上就各自不同，常見的有局部疼痛、不明腫塊、發燒、盜汗和體重減輕等。

引起淋巴癌的原因，包括遺傳基因、病毒感染、化學藥物、輻射以及體內免疫系統失常有關。

Q

# 何謂細胞分化？淋巴癌細胞的分化程度？

A

分化是指細胞形成特化細胞以便發揮不同功能的過程，同時，分化不僅在形態上有所改變、功能亦朝向專一化的過程。

由原始幹細胞發育成人體中各種細胞，並且漸趨成熟而產生新功能的過程，生物學上稱爲分化。透過分化作用，原始幹細胞逐漸成熟，並且在形態、功能、代謝行爲等各方面都產生各自不同的特性，因此形成各種組織與器官，例如：肌肉組織、脂肪組織和神經組織都是分別由原始幹細胞分化成的肌細胞、脂肪細胞和神經細胞所組成。（可參考第191頁，幹細胞分化圖。）

腫瘤的分化程度則是指腫瘤細胞與其起源的成熟細胞，也就是相對應的正常細胞之間的相似程度。

腫瘤細胞的形態、功能、代謝、行爲等方面如果與相對應的正常細胞類似，則被視爲是分化高或是分化良好的腫瘤細胞；相反地，如果腫瘤細胞與其相對應的正常細胞相似度低，就稱爲分化不良或是低分化。一般來說，如果腫瘤的分化程度高，亦即與正常細胞的差異性小，表示其行爲比較偏良性，反之，分化低的腫瘤則傾向於更惡性的行爲表現。因此，淋巴癌細胞的分化程度可以說是判斷其惡性度的一項參考依據。換言之，淋巴癌的分化程度高，通常表示其惡性程度低，分化程度低則有較高的惡性度。但分化程度的高低並不是代表淋巴癌惡性度的唯一指標，必須同時參照基因檢測與免疫染色的結果作綜合判斷，才能下最後的定論。例如，有些淋巴癌的分化程度很好，但是卻在早期就迅速擴散全身，因而危及到病人的生命；相反地，有一些分化很差的淋巴癌由於生長緩慢，即使存在多年也沒有對病人造成任何影響。

## 癌細胞與正常細胞的比較

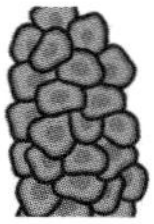

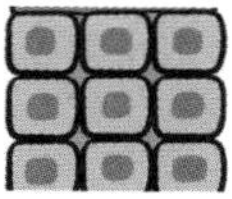

| 癌細胞 | | 正常細胞 |
|---|---|---|
| 快 | 生常速度 | 慢 |
| 永生不死 | 壽命 | 有限 |
| 無 | 接觸抑制 | 有 |
| 有 | 侵略性 | 無 |
| 變異 | 細胞形態 | 正常 |
| 異常 | 細胞代謝 | 正常 |
| 有 | 轉移能力 | 無 |

癌細胞與正常細胞有著極大的差異，因而會引起異常症狀。當身體出現少見症狀時，請儘早就醫診斷，以判別病因。

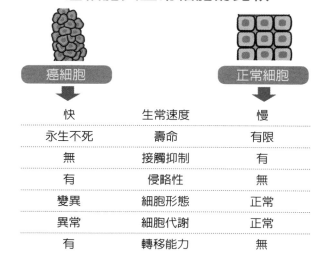

## Q 淋巴癌如何危害人體健康？

A

淋巴癌屬於原發於淋巴結或淋巴組織的惡性腫瘤，根據衛生署的統計，淋巴癌的發病日漸趨於年輕化，主要好發年齡爲四十至五十歲，發病率在過去十年逐步增加，但是在近二、三年似乎有呈現趨緩的態勢，而且男性的罹患率也高於女性。根據國際淋巴癌會議的資料顯示，全球每九分鐘就有一個新發病例，因此淋巴癌已經成爲影響人類健康的重要疾病之一。其案例增加的主因可能與環境汙染及惡化、組織病理學的進步以及人類壽命的延長有關。

淋巴癌原發於淋巴系統，而淋巴系統正是身體的重要防禦機制，主要的功能就是幫助身體抵抗病菌，讓我們免於外來微生物的侵害。因此，當淋巴癌發生時，淋巴系統就會遭受到破壞，等於人體的防禦功能漸漸失效。

早期的淋巴癌常常沒有症狀或是症狀不明顯，初期有淋巴結腫大、不明原因發熱、夜間盜汗、疲勞、體重下降、咳嗽等；若器官受到淋巴癌壓迫，則會出現消化性潰瘍或是腸胃機能障礙，如便血、腹痛、嘔吐等；當淋巴癌侵犯到骨髓，會發生貧血、反覆發燒、不正常出血的問題。隨著淋巴癌侵犯各種器官，相對地該部位會產生相對應的病變，也由於免疫系統遭到破壞，還會引發各種感染相關的併發症。

## 早期淋巴癌症狀

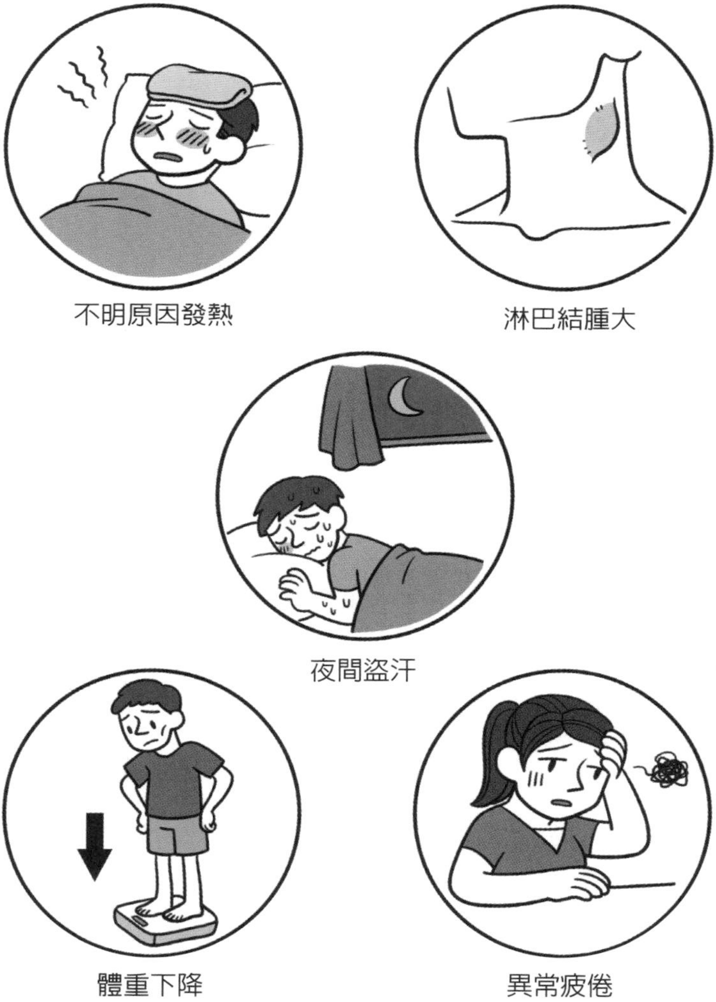


淋巴癌會使淋巴系統造成損害，人體的防禦功能會漸漸失效。

Q

# 罹患淋巴癌等同於被宣判了「死刑」？

A

談到癌症，大多數人都會陷入一個迷思：「癌症就是死路一條。」；因而一得知診斷結果就放棄了治療。然而事實並非如此，雖然癌症治療到目前爲止還是一個較棘手的難題，但是只要找對方法，積極保養身體並保持健康的心理，治療效果還是很強大的。

一般而言，很多種類的淋巴癌在早期的治癒率達到百分之五十以上，對於晚期的患者，治癒率則因細胞種類不同而無法一概而論。所以，罹患淋巴癌並非是宣判了死刑的絕症。有些類型的淋巴癌有很好的治療效果，治癒率甚至可以將近百分之八十；相對而言，治癒率比較低的非何杰金氏淋巴癌，在近十年治癒率也都提高到百分之十五至百分之二十。癌症並非絕症，雖然並不是所有的腫瘤都能夠完全治好，但是其中很大的因素取決於患者本身的身體、態度和意志。當患者願意跟醫師一起努力，就能有較大的機會爭取到腫瘤治癒的機會。

## 如何應對淋巴癌

### 生理層面

淋巴癌

評 估

1. 腫瘤特性
2. 腫瘤位置
3. 患者年紀
4. 患者有無其他病症

主要
- 放射性治療
- 化學藥物治療
- 造血幹細胞移植
- 免疫治療

輔助
- 手術切除
- 支持療法

### 心理層面

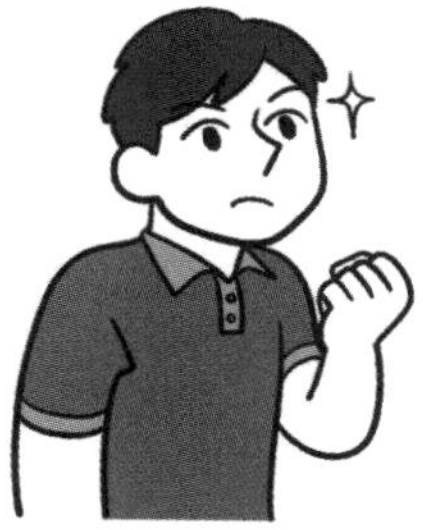

患者心態

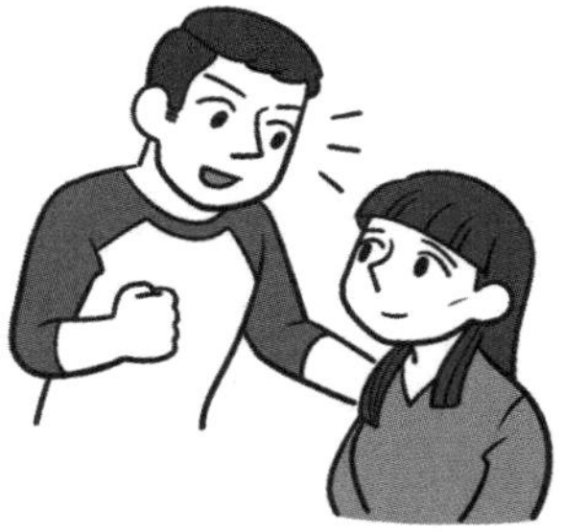

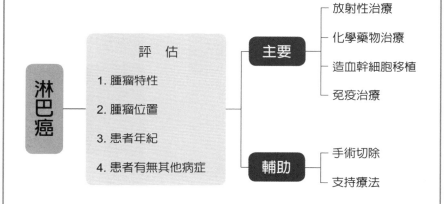

家屬態度

癌症只要找對方法，並積極進行生、心理治療，還是有機會痊癒。

# 淋巴癌患者的存活率？

大部分淋巴癌患者和家屬最想知道的問題，應該就是「得了淋巴癌之後還能活多久？」其實，這個問題涉及了很多方面的因素，通常與患者的病情分期、治療技術層面、身體體質的狀況，以及患者的心態等等有著密切的關係。

## 1.患者本身的因素

臨床實驗證實，如果病患診斷爲淋巴癌早期，一定要接受即時的治療，採用有效的技術，這樣便能有最高的存活率與最長的生存期。如果診斷爲淋巴癌晚期的病患，也不應該輕言放棄，因爲淋巴癌對於化學治療或是放射線治療大多有不錯的反應。若是能積極配合醫師治療、注意飲食，臨床上也有不少患者獲得良好的疾病控制，延長了好幾年壽命，甚至還有一部分能達到完全緩解，根治疾病。

另一方面，患者本身的身體狀況也是影響壽命的重要因素；如果身體保養得宜，飲食得當，自然擁有比較強的免疫力，因此也比較能夠抵抗癌症的侵害；治療過程中，對於各種藥物也更容易耐受，副作用亦較少。所以在平日生活中注重保養及飲食健康，提高身體的免疫機能來增強對癌症的抵抗力，這一點對淋巴癌的患者來說是非常重要的環節。

## 2.合理的治療方案

醫學上的治療技術也是一項很重要的環節。淋巴癌患者不應該盲目地選用最強或是最貴的治療，或是採用各種偏方，而是要聽從專業醫師的建議，根據目前淋巴癌的細胞型態、期別，以及身體目前所能承受的治療強度，來選擇最適合的治療方案。並且不論是在接受治療、用藥或是日常生活中的注意事項，都要遵照醫師的囑咐，那麼治療的效果也會因此提升，進而提高存活率。

根據以上說明，可以知道淋巴癌患者的存活率與生存期，並不是由某種單一因素造成的結果，除了選擇一個正確的治療方法，淋巴癌患者在平日一定要保持良好的心情與正確的態度，同時加強身體的鍛鍊與保養，如此才能爲治療和康復提供良好的基礎條件。

### 病患的治癒關鍵

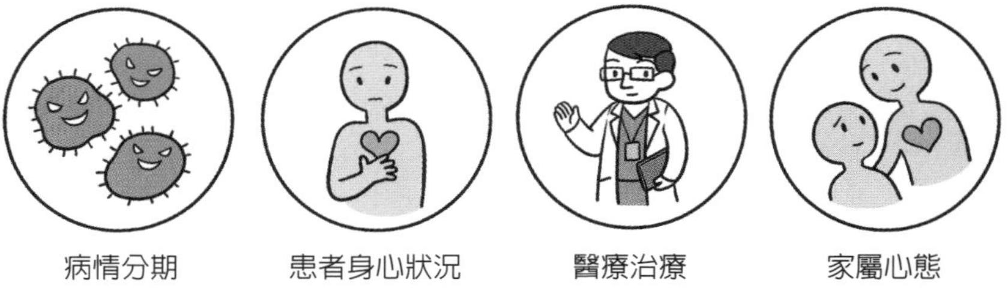


醫學的藥物治療、手術等是治療癌症的重要一環，但其中患者與家屬的心態更會影響整體的治療過程。

Q

# 淋巴癌發病與年齡、性別有關係嗎？

A

根據衛生福利部國民健康署的統計，近年來淋巴癌在臺灣約占所有癌症的百分之二。自二〇〇八年起臺灣癌症死亡原因將淋巴癌獨立成爲單一癌別之後，不論男女，淋巴癌在十大癌症死亡原因排名中年年上榜，在第八至第十名中遊走，可見它已經成爲國人健康的主要殺手。

根據淋巴癌的兩大分類來說，歐美地區有百分之四十以上的淋巴癌患者爲何杰金氏病，但在臺灣地區，根據國民健康署二〇〇八至二〇一三年的整合資料，何杰金氏病只占了國人淋巴癌中的百分之七．七，也就是九成以上爲非何杰金氏淋巴癌（B細胞占了百分之七十七．一，T細胞則占了百分之十五．二）。另外，跟國外相比較，低惡性度非何杰金氏淋巴癌則較少發生於臺灣地區，反而是臨床上高度侵襲性的T細胞淋巴癌與瀰漫性大細胞的B細胞淋巴癌的比例明顯高於國外。此外，雖然從小孩到老年人皆可能罹患非何杰金氏淋巴癌，但是主要還是發生於成人較多，而且男性罹患的機會比女性稍高，平均發生年齡在六十歲以上。

以身體部位來說，由於身體各部位幾乎都有淋巴組織存在，因此，非何杰金氏淋巴

## 2008～2013臺灣淋巴癌的主要類型分布

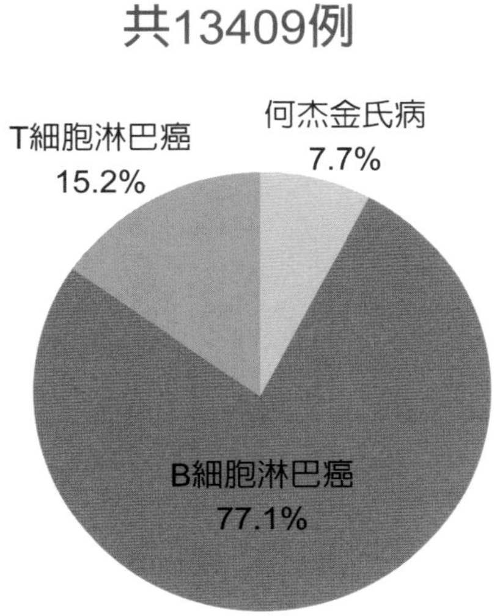


臺灣以非何杰金氏淋巴癌的病例最多。

癌在每個淋巴結，或是身體的各個器官，像是胃、口咽、鼻腔等，都有發生的可能性。

總結來說，從統計資料上可發現，淋巴癌較常見於六十歲以上的男性。

# Q 淋巴結腫大就是淋巴癌嗎？

A 淋巴系統遍布身體各處，除了中樞神經及骨骼系統（雖然最近的研究顯示，在中樞神經系統中亦可見到淋巴組織）。淋巴系統主要掌管人體的免疫反應，其中淋巴系統中的淋巴結負責製造成熟的淋巴球、過濾淋巴液及處理抗原觸發免疫反應等三大功能。

有時候我們會發現某些部位的淋巴結有腫脹的情形，這是否代表罹患淋巴癌呢？一般來說，淋巴系統中如果出現具抗原性質的異物，會引發免疫反應，因此便會發生淋巴結腫大的情況。事實上，來自組織間的淋巴液收集了水分及各種異物，經淋巴管循環至淋巴結。在此處，對人體有害的異物會被滯留，再加以清除。也就是說，導致淋巴結腫大的情況甚爲普遍，如感染、腫瘤、疫苗注射、自體免疫疾病等都會引發淋巴結腫大；成年人如果鼠蹊部有淋巴結腫大，有時是因爲下肢或是骨盆腔內的感染刺激所致，而孩童則常會因爲上呼吸道感染而造成頸部的淋巴結腫大。因此，在診斷淋巴癌之前，應該要先排除這一類感染發炎的非惡性疾病，才不會虛驚一場。

正因爲引起淋巴結腫大的原因眾多，診斷的方式除了依靠理學檢查之外，更需配合病史、實驗室的檢查以及正確的病理組織報告，著重的重點就是確認淋巴腺腫大是否屬惡性腫瘤，以便患者能夠及早接受妥善的治療。

如果在病史上已經懷疑是淋巴癌，通常會建議先做細針抽取的細胞學檢查。這項檢查的優點是可以快速診斷，以經濟效益來說比較便宜，而且比較沒有侵害性，不容易導致癌細胞透過血路擴散。但是針對某一些淋巴癌來說，如何杰金氏淋巴癌或是濾泡型淋巴癌等，細針抽吸常常無法完整呈現整個淋巴結的病理變化，因此會令診斷有所偏差。因此，若是細針抽吸無法提供確切的診斷，則必須仰賴粗針切片或是整個淋巴結的完整切片。近年來，甚至有許多醫師直接進行粗針切片或是整個淋巴結的完整切片，以便提早獲得確診。總而言之，診斷的正確性必須仰賴適當的病理組織取得以及臨床醫師的經驗，如果兩者同時兼具，通常診斷正確率可達到百分之八十以上。

## 淋巴結腫大示意圖

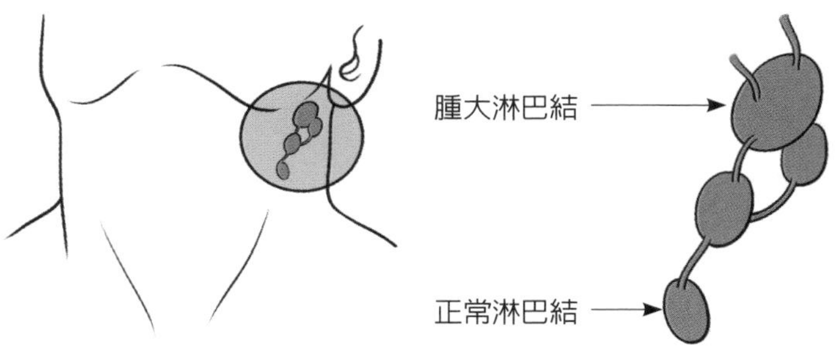


淋巴結腫大的成因多元，為釐清病因，需依理學檢查、病史等判別。

Q
# 淋巴癌的發病原因？

A

醫學上對於淋巴癌的致病因和發病機制尚未十分清楚，就目前的研究顯示，淋巴癌的發病可能與下列原因相關，免疫缺陷、病毒感染或是其他因素，其中又以病毒感染具備最多的證據。

病毒理論是最早被提出與人類淋巴癌相關的原因，其理論根據建構在伯基特（BURKITT）淋巴癌與EB病毒感染之間的相關性。（EB病毒是很常見的病毒，普通成人約有九成已感染過。感染時通常無明顯的症狀，並且會自然痊癒。）一九六四年曾經有學者從發生在非洲兒童的伯基特淋巴癌細胞中培養出EB病毒。之後進一步研究，有科學家認爲此病是非洲兒童在嬰幼兒期持續地遭受EB病毒感染，導致免疫功能受到抑制，因此啓動了致癌基因，導致B淋巴細胞惡性增生的後果。另外有研究認爲，由蚊子傳染的瘧疾可能是一種輔助因素；瘧疾感染使得淋巴網狀系統發生改變，致癌基因被啓動，導致病患更容易引發淋巴癌。

另外，也有證明指出，某些動物的淋巴癌是因病毒所引起的。目前認爲人類淋巴組織增生性疾病與病毒感染也有相關。

實驗室中所採用的檢查方式，主要是用螢光免疫法，此法可發現部分患者的血清當中有高效價抗EB病毒抗體，可以間接證實淋巴癌由病毒感染所導致的說法。目前爲止，皮膚T細胞淋巴癌、成人T細胞白血病淋巴癌等也被證實與病毒感染有關。

### 淋巴癌發病三因素

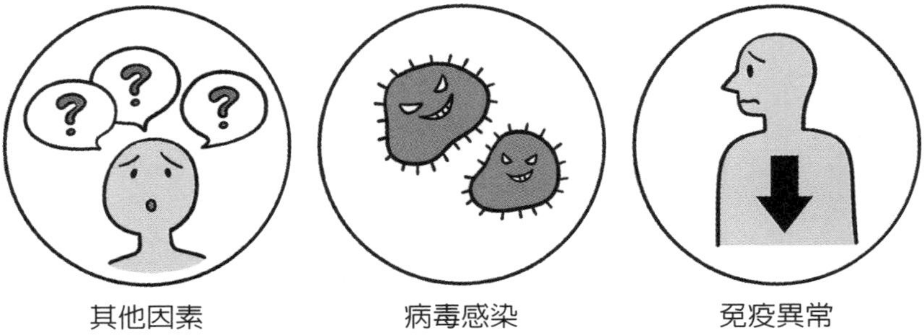


雖目前尚未完全釐清淋巴的發病機制，但可大略分為上述三項因素。

## Q 淋巴癌會遺傳或傳染嗎？

A 所謂傳染的定義，就是某種疾病從一個人的身上透過某種途徑傳播到另一個人的身上，致使對方也感染同一種疾病。要達到傳染的目的必須同時具備三個條件，傳染源、傳播途徑及易感人群，三者缺一不可。

根據生物治療中心的專家說法，淋巴癌是不會傳染的。同時，也有臨床資料證明，癌症病患本身並不是傳染源，如果從癌症病患身上取下癌組織細胞，直接種植在另一個人的身上，癌組織細胞並不能在此人體內存活生長。不過，雖然惡性淋巴癌不具有傳染性，但是如前面所述，某些病毒是會誘發淋巴癌的。所以日常生活中，還是應該要保持良好習慣，維持正常的抵抗力，方能降低病毒的影響，保護自身的健康。

至於淋巴癌的遺傳，根據統計結果，年輕淋巴癌患者的弟兄姊妹罹患淋巴癌的機率會增加七倍左右，另外同卵雙胞胎中亦有同時發病的案例，表示遺傳機制在淋巴癌發病的過程中，似乎扮演某種角色。這當然有可能是同一家族的成員對於某些病毒的抵抗力同時發生缺陷，致使罹患淋巴癌的機率一起上升。不過，由於影響家族的條件還有生活習慣、飲食、居住環境等因素，所以遺傳的說法也並非是引起淋巴癌的必然條件。

## 傳染與遺傳的差別

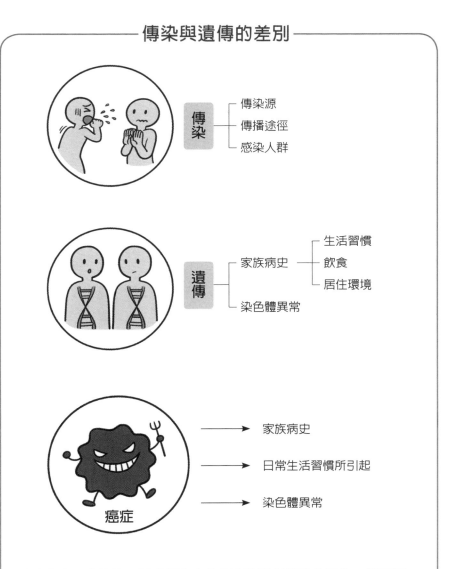

- **傳染**
  - 傳染源
  - 傳播途徑
  - 感染人群

- **遺傳**
  - 家族病史
    - 生活習慣
    - 飲食
    - 居住環境
  - 染色體異常

→ 家族病史

→ 日常生活習慣所引起

→ 染色體異常

癌症多半不會傳染，目前只有少數癌症有疑似傳染的現象，如肝癌、胃癌等。

## Q 接觸放射線會增加淋巴癌的發病率嗎？

A 曾經有文獻報導，因爲脊椎炎接受放射治療的病患，淋巴癌的發病率高於正常人群二倍；根據歷史上的統計，日本長崎、廣島原子彈爆炸後的倖存者，在白血病以及非何杰金氏症的發病率也升高，這是放射線與淋巴癌發生機率有關最著名的證據。

此外，曾經做過放射線治療與化學治療的何杰金氏病患者，也比較容易衍生後續的非何杰金氏淋巴癌。因此，一般研究認爲，接受過多的放射線照射與淋巴癌的發病有一定比例的關係。經常接觸放射性物質的人，例如實驗室研究人員，也比較容易罹患淋巴癌；但是，如果只是常規的放射檢查，像是拍攝胸部X光片等，是不會增加淋巴癌的發病率的。

## 日常生活中的輻射

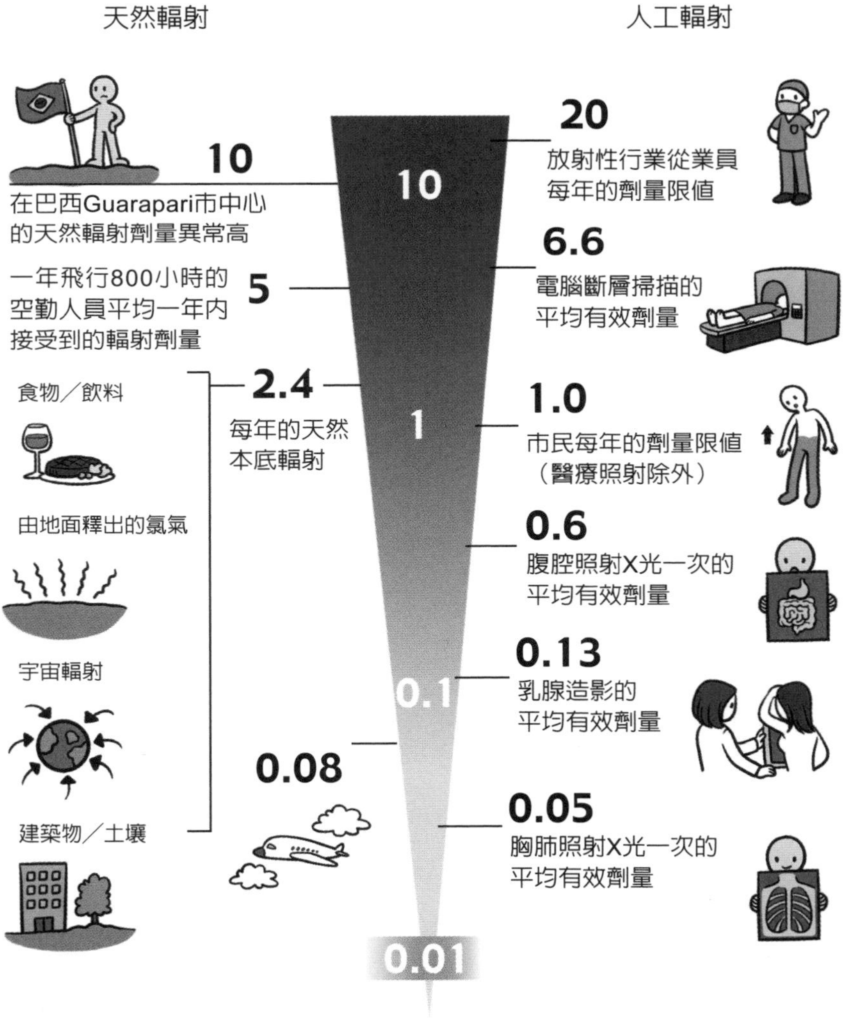


人體若短期內吸收高劑量輻射會出現急性症狀，長期累積則可能有罹患癌症的風險。

# 罹患淋巴癌高危險群？

癌症是現代人聞之色變的疾病，淋巴癌的發病率近年來也逐漸升高，許多人也因此開始注意到究竟哪些原因會導致淋巴癌發病呢？

研究顯示基因遺傳、環境汙染與精神壓力太大等，可能是淋巴癌的發病原因。

## 1.家族中有淋巴癌患者

研究發現，淋巴癌患者的染色體與基因會顯示出某些異常現象，因此，透過異常基因的遺傳，家族成員罹患淋巴癌的機率相較下也會提高。另外，如前面所述，因爲病毒感染爲導致淋巴癌的成因之一，所以同一家族的成員可能對於某些病毒的抵抗力同樣有所缺陷，致使罹患淋巴癌的機率比普通人高。再者，同一家族的生活條件，如生活習慣、飲食、居住環境等因素皆相似，所以也有可能比他人更常接觸致癌因子。在世界各個種族當中，亞裔是淋巴癌的易發族群，尤其非何杰金氏淋巴癌罹患率的比例比起其他種族來說有偏高的現象。

## 2.免疫系統失調以及長期服用免疫抑制劑的患者

淋巴癌與免疫系統的關係密不可分，因此免疫系統失調或是病變的人，罹患淋巴癌的機率相對偏高，如系統性紅斑性狼瘡、類風濕性關節炎、乾燥綜合症、溶血性貧血等病人。反之，罹患淋巴癌的病人也可能同時合併自體免疫疾病。此外，接受器官移植手術的病人，常常需要長期服用抗排斥藥，因此罹患淋巴癌的機率也比較高。

## 3.工作環境容易接觸致癌物或從事與放射線相關的工作者

因爲工作的關係必須長時間曝露在放射線下的人，免疫系統也容易受損並產生癌變，得到淋巴癌的機率就會比較高；此外，從事橡膠業及木工等職業的人，或是經常接觸有機溶劑、油漆、汽油等的人，由於工作環境的關係，染上淋巴癌的機率也比較高。

## 4.其他癌症或疾病患者

其他癌症的病患常因爲疾病狀況惡化或是持續接受治療，導致本身免疫系統功能低下，因而增加了罹患淋巴癌的機會。

## 5.其他疾病患者

子宮內膜異位症的婦女因爲較常使用黃體素，罹患淋巴癌的風險也較高。此外，愛滋病毒、皰疹病毒、成人T淋巴球病毒、C型肝炎病毒及幽門螺旋桿菌的感染，也都會提高淋巴癌的機率。

## 6.工作壓力太大者

愈是在密閉環境中，工作壓力大的人群，愈可能罹患癌症。一旦人體過度疲勞，長期處於精神焦慮、緊張的狀態，身體免疫力勢必處於低水平，容易誘發感染和癌變，淋巴癌就是其中之一。因此，專家建議凡是工作壓力大、需要經常熬夜加班、長期過度疲勞者，都需要定期自我檢查，觸摸身體表層是否有腫大的淋巴結，一旦發現就應立即就診，以便早期發現淋巴癌，並做適當的治療。

## 淋巴癌高風險群

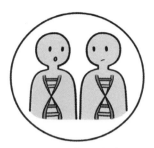

淋巴癌家族病史

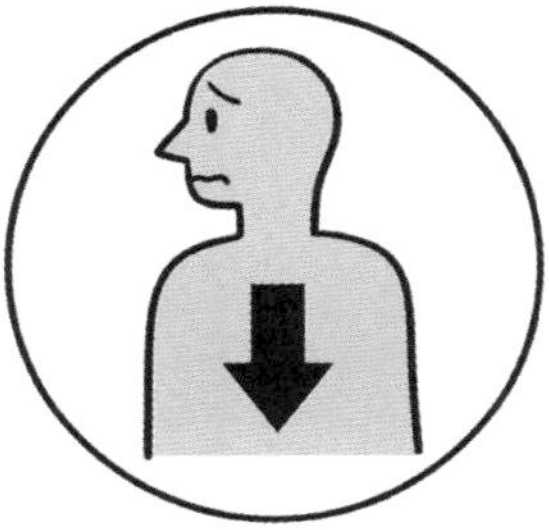
免疫異常者

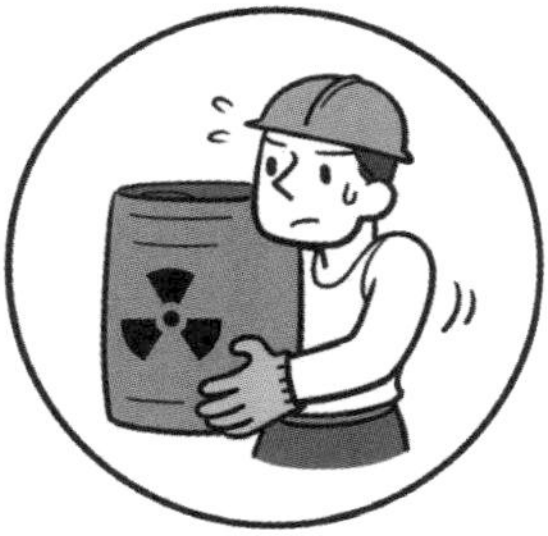
高放射、汙染工作者

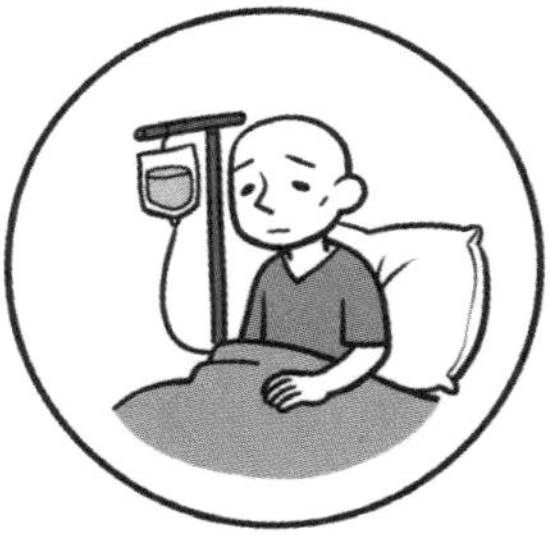
特殊病毒感染者

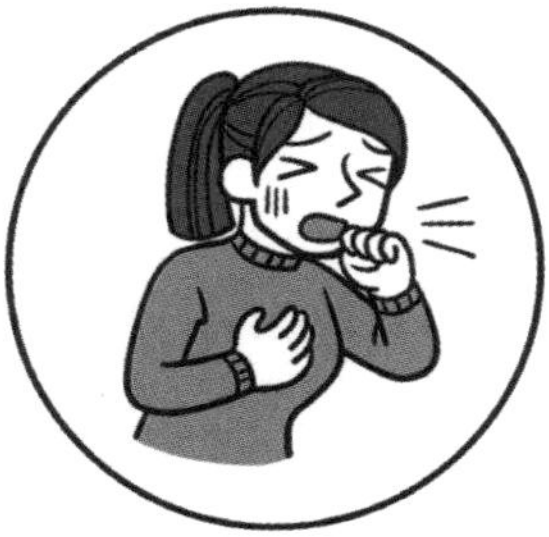
其他疾病患者

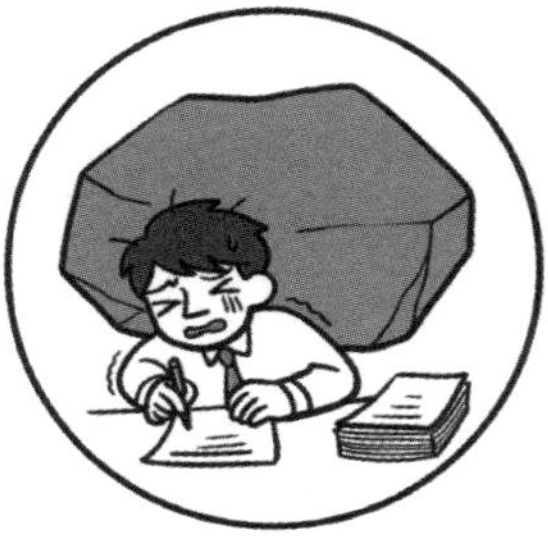
工作壓力大者

上述六項為淋巴癌危險群，如有任何異常症狀，請儘速就醫。

Q

# 維生素能抑制淋巴癌的發生嗎？

A

維生素是人體進行物質代謝、維持正常生理功能絕不可缺少的營養素。有益身體健康、可以降低淋巴癌發病機率的維生素主要有以下：

1. 維生素A

維生素A可直接抑制苯芘、亞硝酸、甲基膽蒽的致癌作用，是天然的抗氧化劑，還能抑制某些致癌物與DNA結合，具有拮抗促癌物的作用。此外，維生素A還能影響上皮細胞的分化和生長，並且使人體對於疾病的免疫力提升。

2. 維生素B群

維生素B群包含了維生素$B_1$、$B_2$、$B_6$、$B_{12}$，臨床研究顯示，淋巴癌病患體內的維生素B群常低於正常人的含量，因此可推定，缺乏維生素B群與癌症的發生有一定的關係存在。

3. 維生素C

維生素C的另一名稱為抗壞血酸，人體若攝取某些會產生亞硝酸鹽的食物，維生素C能迅速有效地制止亞硝酸鹽在胃中形成致癌物亞硝酸。

此外，維生素C還可增加組織中膠質的生成量，抑制透明質酸酶在結諦組織中溶解，防止癌症細胞的擴散。

### 4. 維生素E

維生素E一種抗氧化劑，經實驗證明，將致癌物和人體細胞放在一起，人體細胞染色體明顯受到損傷，但是當加入維生素E時，染色體損傷數明顯下降了百分之六十左右，因此可證明維生素E對於防治癌症有一定的作用。

從臨床上看來，各種維生素對於預防淋巴癌的確有一定功效，但是由於淋巴癌的發病與多種因素有關，不應該單獨採用維生素來預防淋巴癌的產生。而且在確定罹患淋巴癌之後，也不應單獨使用維生素來治療。

**維生素的選擇**

- 綜合型維生素
- 非價格取勝
- 嚴選品牌
- 多以天然食物搭配
- 計算劑量

維生素雖然對人體有著極大好處，但也不能濫用。

Q

# 淋巴癌常見的分類與其分期？

A

依據其病理學的特點，淋巴癌可分爲何杰金氏病（HD）和非何杰金氏淋巴癌（NHL）兩大類。

根據國際上Ann-Arbor分期系統，淋巴癌的分期通常以橫膈膜爲界線。一旦淋巴癌確診，醫師會立即做分期的確認，以便作爲治療和預後的參考。

第一期：淋巴癌的侵犯範圍只影響身上單一淋巴結並局限於橫膈膜上側或下側，也就是只局限於某一單側。

第二期：淋巴癌侵犯身上二個以上的淋巴結並局限於橫膈膜上或下其中某一側。

第三期：當橫膈膜兩側皆有淋巴癌的侵犯時。

第四期：淋巴癌已經侵犯到骨髓、骨頭、肝臟或是其他重要臟器。

此外，根據是否伴隨發燒、體重減輕或夜間盜汗等症狀，可再細分爲A或B期。舉例來說，當一個病人的診斷爲第三期B時，表示病人的橫膈膜兩側皆有淋巴癌的侵犯，而且臨床表現有出現發燒、體重減輕或夜間盜汗。

## 淋巴癌的分期

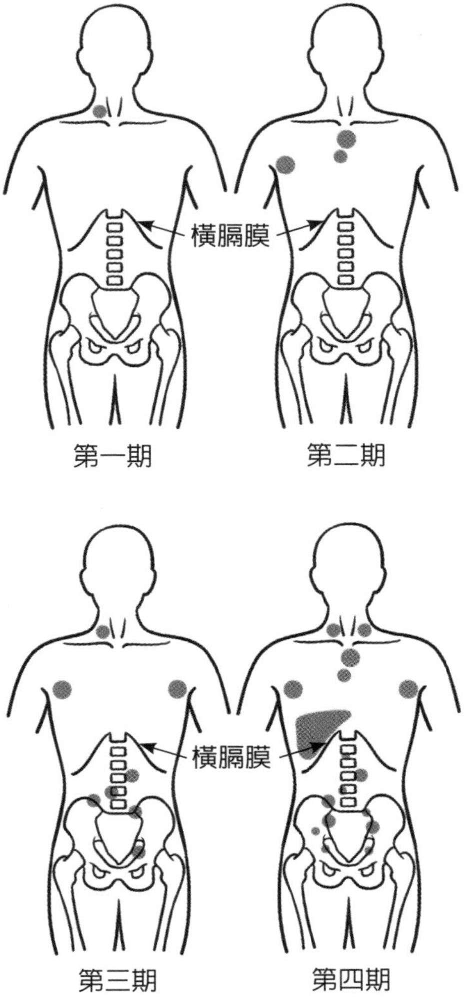


淋巴癌的分期通常以「橫膈膜」為分界。

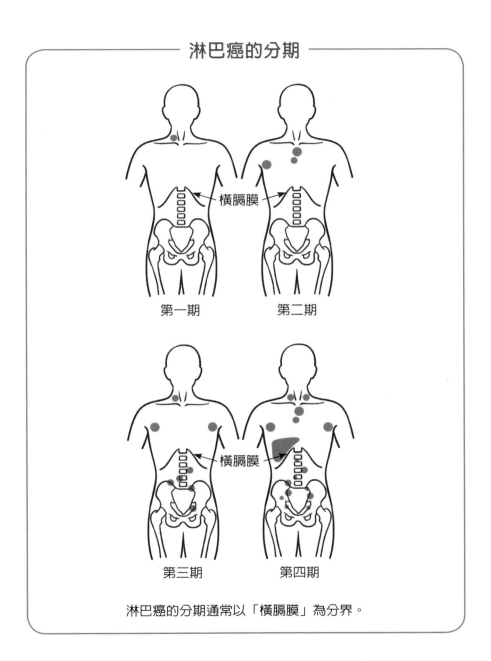

# Q 什麼是何杰金氏淋巴癌？

A 何杰金氏淋巴癌，又可稱爲霍奇金氏病，八三二年托馬斯霍奇金描述了淋巴系統中的這種異常而以此爲命名。何杰金氏淋巴癌屬於淋巴癌的一種，淋巴細胞的一種癌變，較少侵犯淋巴癌以外的器官。

何杰金氏淋巴癌發病集中在兩個不同的年齡層，其一在十五至二十五歲的青年期，其二爲五十五歲以上的壯年期。

不論在哪一個階段發現，只要立即接受治療，有一半以上的病患可以長期存活，甚至長達十年以上。年輕病患若能及早接受治療，治療的效果將會更好，有可能在治療後生存四十年或更久。

何杰金氏淋巴癌的特點是病變有序地在淋巴結間傳播，再加上盜汗、體重下降和發熱等症狀。何杰金氏淋巴癌的治療方法，可以根據患者的性別、年齡、病情發展階段以及疾病具體類型選擇放療、化療和骨髓移植。不過要特別注意的是，放療、化療會增加患者日後罹患心臟病、二次癌症和肺病的風險。

## 何杰金氏淋巴癌臨床症狀

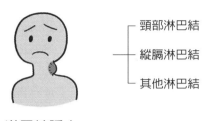

**淋巴結腫大**

- 頸部淋巴結
- 縱膈淋巴結
- 其他淋巴結

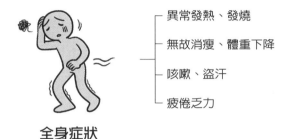

**全身症狀**

- 異常發熱、發燒
- 無故消瘦、體重下降
- 咳嗽、盜汗
- 疲倦乏力

**傳統型何杰金氏淋巴癌**

- 結節硬化型 → 年輕成人
- 混合細胞型 → 孩童
- 淋巴球缺乏型 → 老年人

**傳統型非何杰金氏淋巴癌** —— 多半出現於中老年人

此類型淋巴癌的治癒力較高，病情屬漸進式傳播。

Q

# 什麼是非何杰金氏淋巴癌？

A

非何杰金氏淋巴癌依照發病部位可分為結節性淋巴癌及結節外淋巴癌。結節性淋巴癌顧名思義發生在淋巴結，例如頸部、腋下、鼠蹊、縱膈腔或腹腔的淋巴結。相對地，結節外淋巴癌就是發生在非淋巴結的淋巴組織或器官，例如脾臟、腸胃道、肺、肝、骨髓、腦、鼻咽部、皮膚、甲狀腺等部位。

非何杰金氏淋巴癌還可再進一步分為B細胞和T細胞淋巴癌兩種，然後再根據細胞型態、免疫、分子遺傳學以及臨床表現來分類，每一大類還可以分成數十種不同的種類。

其中，B細胞淋巴癌中以瀰漫性大細胞瘤及濾泡型淋巴癌為主，約占所有淋巴癌的百分之六十至七十；T細胞淋巴癌以周邊型T細胞淋巴癌最常見，約占所有淋巴癌的百分之七，發生率較B細胞淋巴癌低。

## 非何杰金氏淋巴癌的分類

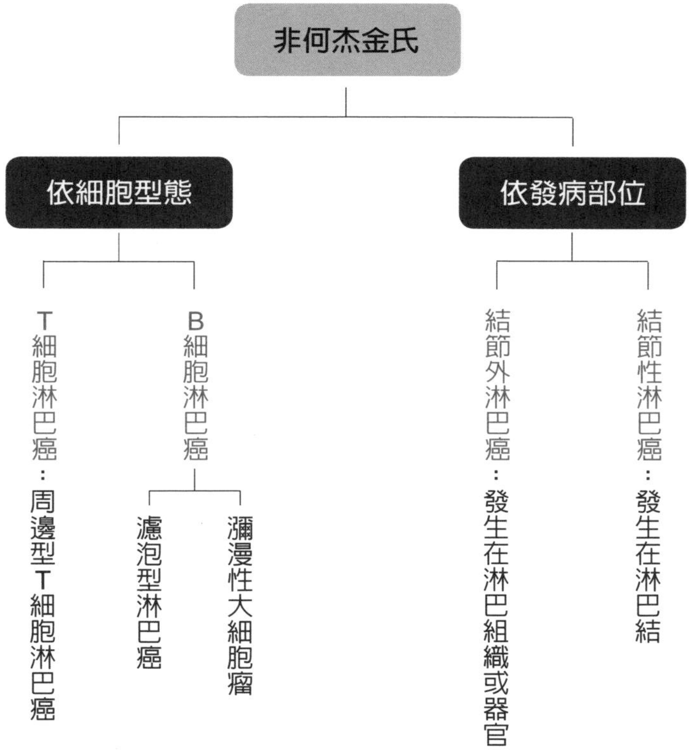


非何杰金氏淋巴癌有依發病部位與依細胞型態兩種分類方法。

Q

# 淋巴癌的免疫分型是怎麼回事？

A

細胞生長發育的過程中，在不同的階段會表現出不同的表面特徵，就像是每個人都有不同的外貌一般，這種不同的表面特徵就稱爲細胞的表面標記。

分爲T細胞與B細胞兩類的淋巴細胞，可以利用這些細胞的表面標記來瞭解它們正處於分化過程的哪一階段，這就是所謂的免疫分型。分型的方式就是運用免疫組織化學和單株抗體技術，辨別不同分化階段的T細胞與B細胞，以便將它們分門別類。而由淋巴細胞發展而來的淋巴癌，同理也可以用同樣的方式來加以分型。目前國際上已統一採用免疫分型法來對淋巴癌進行分類，尤其是在醫學上診斷非何杰金氏症時，如果以形態學檢查無法清楚辨識屬於何類的淋巴癌細胞，就可以根據細胞表面不同的特徵，用免疫分型標記法來決定，以便確認淋巴癌的最終分類。以這種方式進行淋巴癌的分型方法就稱爲免疫分型。

## 免疫分型的兩大方式

### 免疫組織化學

- 利用免疫學中的抗原和抗體間專一性的結合反應，檢測細胞或組織中是否有目標抗原。
- 具有專一性、靈敏度高、簡便、快速、價格低廉的優勢。

### 單克隆抗體技術

- 將產生抗體的單個B淋巴細胞與腫瘤細胞混合，進而產生新抗體。
- 具有特異性、多樣性、定向性等特性。

淋巴癌細胞無法分辨清楚時，就會以細胞表面特徵，進行免疫分型標記法。

# Q 什麼是T細胞淋巴癌？

A

T細胞淋巴癌是較罕見的非何杰金氏淋巴癌，此類淋巴癌在西方世界占了全部的淋巴癌的百分之七至十，在臺灣則占了將近百分之十五。而且在臺灣地區，與EB病毒相關的T細胞淋巴癌的發生率遠高於西方。

T細胞淋巴癌大多發生於男性，發病年齡較其他非何杰金氏淋巴癌低，平均約在四十四歲左右。最常見的症狀爲鼻塞，局部病變轉爲廣泛受侵時，則會出現眼球突出、面部腫脹、顱神經痲痺、惡臭和發熱等症狀。

T細胞淋巴癌由於分類繁多，再加上臨床表現複雜，常常讓醫師十分棘手，並且這類疾病有時會合併細胞間素風暴（cytokine storm）或是嗜血症候群（hemophagocytosis），使得病況急轉直下，並造成全身臟器損害。雖然化學治療對初期T細胞淋巴癌的反應良好，但是之後的復發率極高，而且一旦復發，對後續治療的反應極差，中位數的整體存活率約略只有半年，所以讓多數臨床醫師十分頭痛。現在國外有許多醫學中心，都會選擇在首次治療後達到完全緩解時，鼓勵病患直接進行自體造血幹細胞移植，以期能降低復發率並延長整體存活率。近年來有數種針對T細胞淋巴癌的新藥上市，初步也取得不錯的療效，讓病人看到一線曙光。

## T細胞淋巴癌症狀

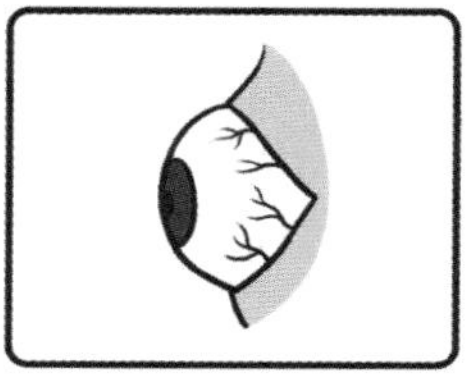

眼球突出

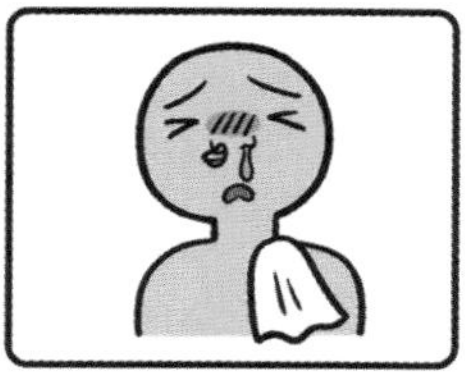

鼻塞

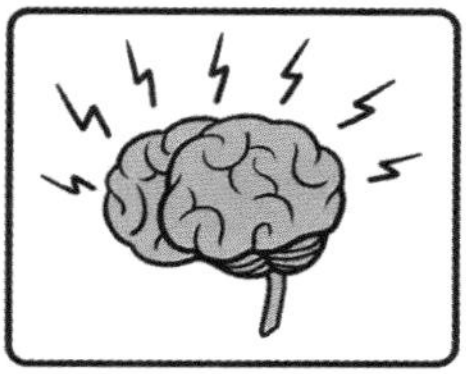

顱神經麻痺

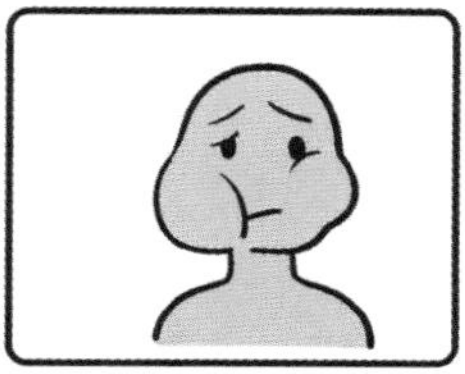

臉部腫脹

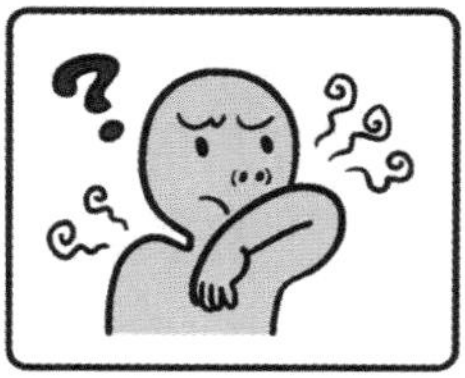

異常惡臭

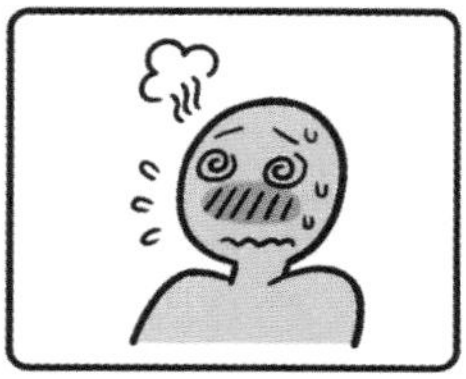

發熱

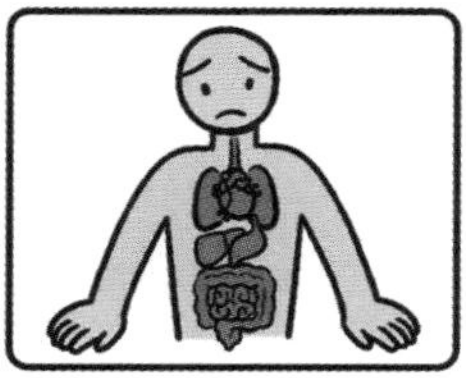

全身臟器損害

T細胞淋巴癌大多發生於男性，但女性仍勿掉以輕心。其中諸如鼻塞等常見症狀易被患者忽略。

# Q 何謂淋巴癌白血病？

**A**

淋巴癌性白血病（lymphoma in leukemic stage），顧名思義爲淋巴癌持續惡化之後，發展成爲類似白血病的情況。淋巴癌病程持續發展下，最終會廣泛播散至骨髓，並進而出現在周邊的血液當中，此時通常伴隨有正常血液細胞的減少，在形態上類似傳統的白血病，故稱爲淋巴癌性白血病。

淋巴癌性白血病的發生，大多是疾病的後期。常見的情況是病人在確診爲淋巴癌之後未積極治療，而去尋求中醫或是另類療法之後，致使病情持續惡化才會導致；此外，發生在何杰金氏淋巴癌的白血病則極爲罕見。

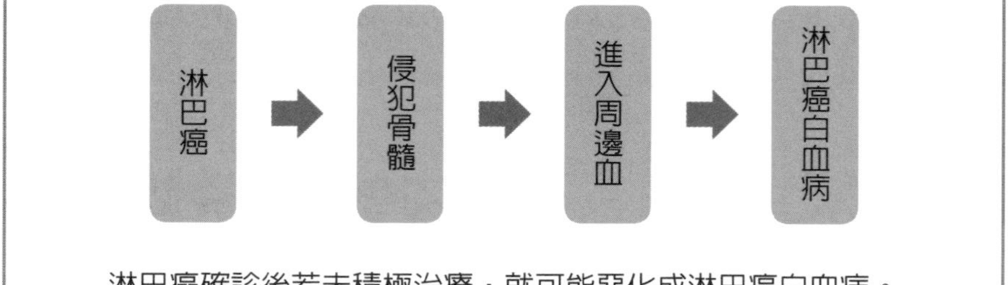


淋巴癌確診後若未積極治療，就可能惡化成淋巴癌白血病。

# Q 婦女罹患淋巴癌還可以生育嗎？

A 淋巴癌細胞的廣泛浸潤而造成損害是淋巴癌主要的病變之一，浸潤的範圍遍及全身，其中當然包括了生殖系統。同時，加上淋巴癌患者在接受放射線及化療藥物之後，卵巢及子宮內膜等組織都會遭到破壞，因此，也會影響到女性淋巴癌病患的生殖能力而不容易受孕。

不過，經過治療而達到緩解的淋巴癌病患，大部分還是可以恢復生育能力。近年的醫療進步，對淋巴癌的治療效果也愈來愈好，使得病患的生存期開始延長。大多數的病患在緩解期還是能正常的生活和工作，女性病患也有懷孕的可能性。

即使如此，因爲淋巴癌在緩解後仍有可能復發，因此女性淋巴癌病患在完全緩解後，最好在兩年內透過服用雌激素類避孕藥或其他方式避免懷孕，以減少疾病復發時所產生的進退兩難。

# Q 淋巴癌對妊娠和生育有何影響？

A 在淋巴癌的自然病程中，對妊娠並無影響，但如果患有淋巴癌，在病情不穩定或是正在接受治療，那就會對妊娠造成許多影響。

主要的影響如下：

1. 對於已經患有淋巴癌的女性來說，妊娠會帶來身體的負擔，甚至加速疾病的惡化。對於淋巴癌患者來說，妊娠的發生會增加母體感染的機率，導致感染的原因在於淋巴癌侵犯了骨髓或是免疫系統。同時，正在接受化療、放療也會導致具正常功能的顆粒性白血球細胞數量減少，使得全身的抵抗力也因此下降。
2. 妊娠中的淋巴癌患者產後出血的機會也會提高，出血的原因可能為淋巴癌侵犯骨髓導致血小板數量下降，另一方面也有可能是因為淋巴癌誘發凝血功能障礙，造成纖維蛋白原過低或纖維蛋白溶解增加導致出血。

同時，淋巴癌患者接受化學治療的過程中，會長期使用腎上腺糖皮質激素（俗稱類固醇），也會增加誘發腸胃道出血的可能性。

3. 胎盤雖然是天然的免疫屏障，也就是說，雖然胎盤可以阻止母子交叉傳遞疾病，因此胎兒並不會因爲母親罹患了淋巴癌而產生淋巴癌；但是，如果孕婦在妊娠三個月內接受強烈的化療，就可能會引起流產、早產、胎兒、死胎、發育延緩、法樂氏聯症或無腦兒等畸胎。

5. 對於妊娠的淋巴癌患者，若要給予治療，往往因爲考慮母嬰雙方的安全，會減少或停用必要的抗腫瘤藥物，因此，可能會影響治療效果，使病情惡化。

6. 對於男性病患來說，經過大量的化療以及放射性治療之後，會造成精子缺少或是畸形，直接影響生育的品質。

因此，通常在經過治療之後，處於長期緩解且情況良好的淋巴癌病患，可以正常地妊娠和生育，而且對病情並不會產生不良影響。

所以大部分的醫師會建議，淋巴癌患者應在經過治療且獲得完全緩解後，並至少再經過兩年，才來考慮生兒育女的問題。

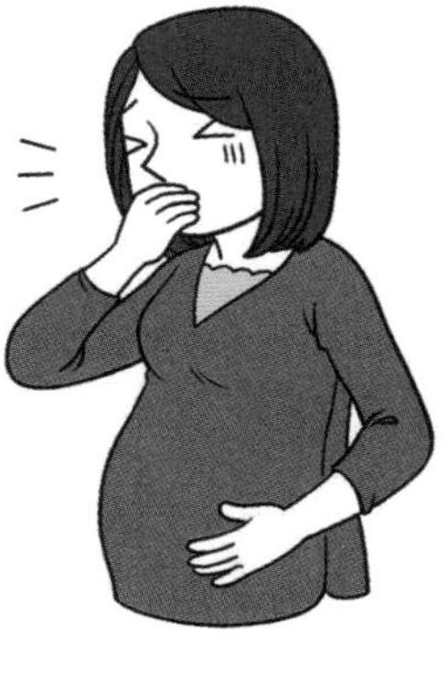

# Q 患有淋巴癌的孕婦該如何應對？

A 妊娠期間如果罹患淋巴癌，可能會因病情與療程影響母親或胎兒的健康，所以要視當時妊娠的週數來決定是否要先終止妊娠。值得注意的是，即便是做人工流產，也會有出血和子宮內感染的危險性；因此，妊娠合併惡性淋巴癌應該要全方面地考慮到病患的狀況，並根據胎次、病情危重程度及妊娠週數，徹底權衡利弊，再做最適當的決定。

一般來說，若病患罹患高惡性度淋巴癌，且為早期妊娠（十二週之內），醫師大多會建議直接中止妊娠，而以治療淋巴癌為優先考慮。因為即使淋巴癌在正常的狀況下不會經由胎盤轉移到胎兒身上，但不論是放療或是化療都會帶給母體及胎兒不良影響。所以，處於妊娠早期的淋巴癌病患，為了避免在治療過程造成胎兒畸形與傷害母體，建議要終止妊娠。反之若病人懷孕已經超過六個月，可以考慮先使用類固醇暫時壓制疾病，待胎兒週數更大，發育更成熟之後再給予引產，可達到母子均安。若類固醇無法有效控制疾病，則建議直接引產或是剖腹產，讓孕婦可以早日開始完整的化學治療，以提高療效。若孕婦罹患低惡性度的淋巴癌，因其生長速度慢，併發症少，一般不會影響胎兒及孕婦，故醫師大多會建議患者正常妊娠，待胎兒足月順產後，再來考慮對淋巴癌進行治

## 孕婦與淋巴癌

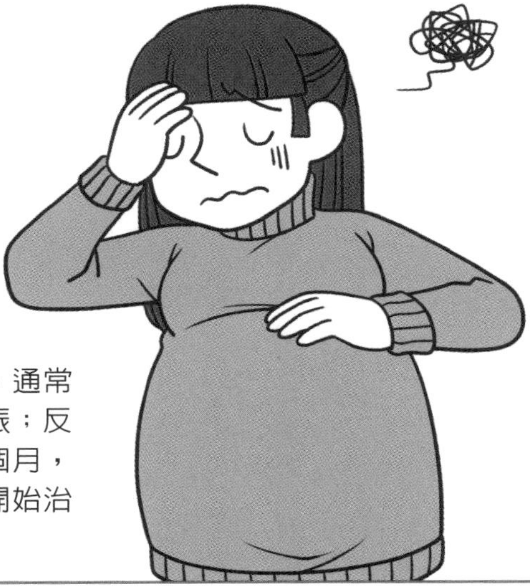

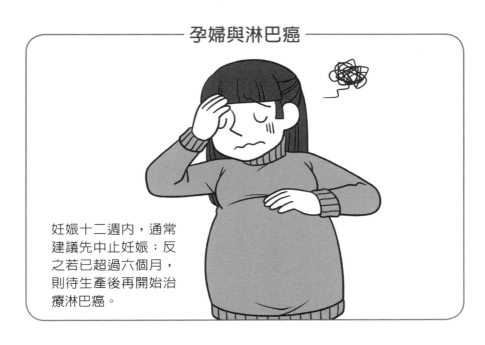

妊娠十二週內，通常建議先中止妊娠；反之若已超過六個月，則待生產後再開始治療淋巴癌。

療。不論何種方法，醫師與孕婦及其家人之間都要進行完善的溝通，並給予患者最大之決定權，方能達到醫病雙贏。

但是，如果淋巴癌患者在緩解期間受孕，則應先評估病患復發之機率來決定是否該終止妊娠。若病患復發機會甚低，一般多會建議正常妊娠；反之若復發機會極高，大部分醫師會建議孕婦直接中止妊娠，但孕婦若是堅持繼續懷孕，則應該密集追蹤，確認疾病持續緩解，用以決定最佳治療方針。

# Q 淋巴癌能自癒嗎？

A

一直以來人們對於癌症總是非常憂慮，也不斷地在尋找可以治癒的方法。近年來，有些學說推測人體存在一種自動康復機制，因此認爲淋巴癌是可以自癒的。但臨床上，能夠自癒的惡性腫瘤之案例極少，所以如果已經經由醫師診斷出罹患淋巴癌，爲了自身的健康，應該要採取積極的治療措施，而不是期待淋巴癌能夠不經治療而自癒。

腫瘤的治癒率正逐年提高，因此淋巴癌也並非絕症。統計資料顯示，性情開朗、活潑，喜歡運動的病患通常治療效果好，治癒的機率也比較高；而就臨床觀察而言，如果淋巴癌病患持續處在精神緊張、憂鬱、悲觀、失望的負面情緒下，確實會降低身體的免疫力，並且造成大腦皮質功能失調及內分泌紊亂，如此一來病情便容易惡化，生存率也會明顯下降。

由此看來，擁有良好的免疫力，抵抗淋巴癌才有更好的勝算。因此，淋巴癌病患應該配合醫師的建議採取治療，以正確的心態面對疾病，並且調適心情，以樂觀與信心來抵抗淋巴癌，如此才能有效延長生存時間，提高治療效果。

## 抗癌作戰

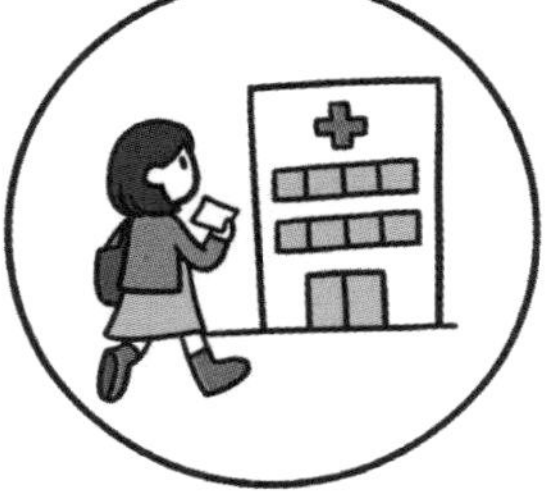

積極診治

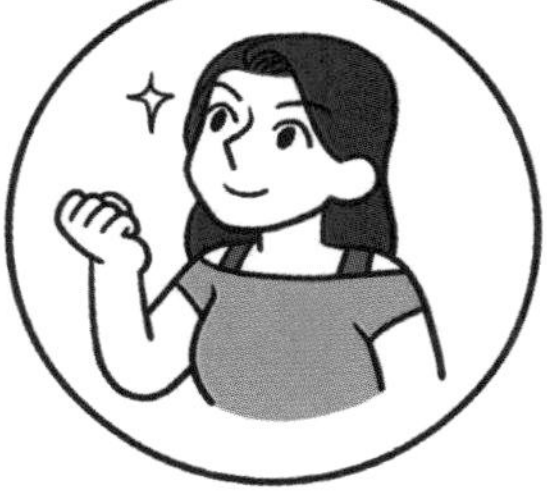

正面心態

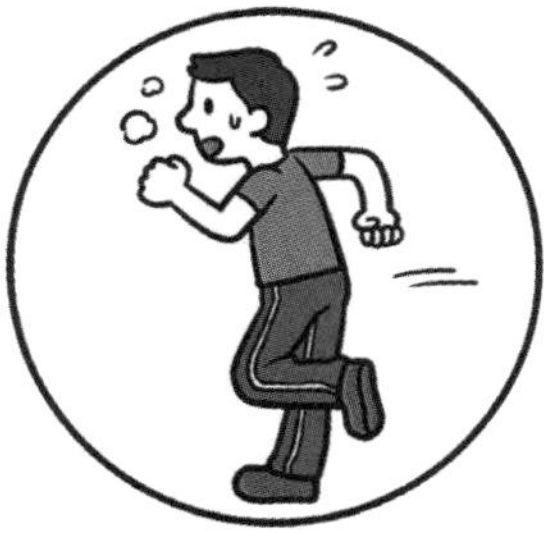

多運動

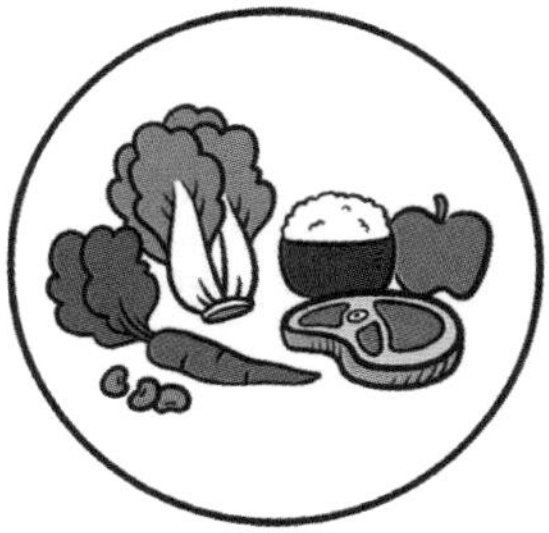

飲食均衡

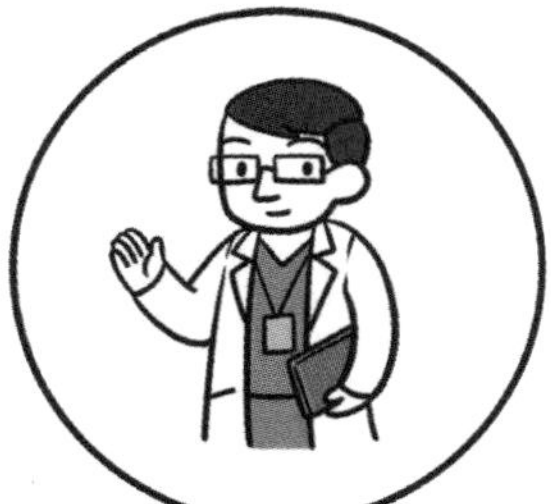

尋求正確治療

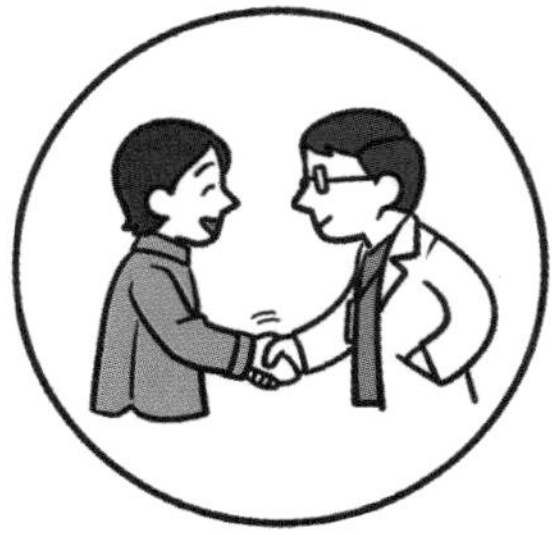

培養良好醫病關係

癌症自癒的比例並不高，須結合正確的醫療知識和患者的積極態度，才有可能打倒病魔。

# Q 影響淋巴癌預後的因素有哪些？

A 淋巴癌的患者經過治療後，如何能達到較佳的預後呢？這是淋巴癌患者與家屬都很關心的話題。那麼，有哪些因素會影響淋巴癌的治療效果呢？

1. 淋巴癌的分化程度

如果淋巴癌細胞的分化程度低，則惡性程度就高，治療效果也就比較差；分化程度高的淋巴癌細胞，惡性程度低，治療效果相對上也就比較好。

2. 淋巴癌的類型

在病理上，不同類型的淋巴癌也會造成不同的治療效果，何杰金氏症的發展較爲緩慢，預後要比非何杰金氏淋巴癌來得好。

何杰金氏病患者中又可以分爲五個亞型，就傳統的四個亞型中，淋巴球爲主型預後最好，五年生存率爲百分之九十四左右；非何杰金氏淋巴癌中，以濾泡型淋巴細胞預後較好，六年生存率高達百分之六十一，瀰漫型大B細胞淋巴癌又可分爲生發中心細胞型以及活化B細細胞型，前者預後較佳，五年生存率約爲百分之五十九。預後最差的則是非何杰金氏癌中的淋巴母細胞型淋巴癌，因爲病情進展較其他類型快速，如果不把握時間接受治療，經常在幾週或幾個月內死亡。

## 3.淋巴癌的期數

與發病時疾病的病程有關。臨床分期是決定淋巴癌預後的重要因素，一般說來，早期淋巴癌治療效果較好，中期療效較差，晚期則預後不良。

## 4.性別與年齡

淋巴癌患者中，女性病患在治療後的生存率較男性高。

何杰金氏病患者小於五十歲比大於五十歲生存率高，非何杰金氏淋巴癌兒童和老年患者預後一般比年齡在二十至五十歲者差；依統計資料來說，年齡也是影響淋巴癌預後的常見因素。

## 5. 治療方式

預後效果與採取的治療措施有關。治療淋巴癌以化學治療爲主，但是化療的處方眾多，需依照病人的淋巴癌類型、期數，體能狀態、年齡、共病等，找出最適合病患的處方。淋巴癌病人經過積極治療，病情達到緩解之後，有些病人可以繼續進行維持性治療，以減少疾病的復發率。

## 6. 病患身體的免疫功能

免疫功能是就是自身抵抗疾病的能力，淋巴癌的預後與病患身體的免疫功能有關，免疫功能強的淋巴癌病患比免疫功能差的病患有更好的預後效果。

# PART 2

# 淋巴癌的
# 臨床表現和診斷

# Q 淋巴癌有哪些臨床表現？

A 由於淋巴癌會發生在淺表淋巴結、深部淋巴結以及各種不同器官的結外淋巴組織，而在發展過程中又會侵犯各種不同的組織器官，所以，淋巴癌的臨床表現非常複雜且多樣化，症狀也因不同組織類型的淋巴癌而有差異。以下是常見的臨床特點：

1. 淋巴結腫大

人體中分布著許多淋巴結，健康時，淋巴結較小而不易摸到；不過一旦罹患淋巴癌，淋巴結就會無痛地持續腫大，腫大的速度會因淋巴癌的惡性度而有所不同。

淋巴結腫大是淋巴癌最常見的早期臨床表現，尤其以頸部淋巴結腫大最爲常見，其次爲腋窩及腹股溝淋巴結。體內深部的淋巴結腫塊，通常較不易產生臨床症狀，除非是因爲淋巴結太大而摸到腫塊，或是因爲發生在不同部位而引起的浸潤、壓迫、梗阻或組織破壞而致的相應癥狀。此外，結外淋巴組織的增生和腫塊，也會因爲發生在不同部位而引起相對應的症狀；例如後腹腔淋巴結腫大常引起背痛及下肢、會陰部或陰囊腫脹疼痛，縱膈或肺門淋巴結腫大常引起胸悶、憋氣、咳嗽等。

到了淋巴癌後期，淋巴結會持續變大，並且融合成大塊腫瘤；接近體表的部分甚至會侵犯皮膚，造成皮膚破潰且經久不癒。

## 2.貧血

有些淋巴癌病人還會有貧血的症狀，而且症狀呈進行性加重。造成貧血的原因主要有兩種，其一爲淋巴癌直接侵犯骨髓，造成造血功能低落而引發貧血；另一主要的原因則是由淋巴癌誘發自體免疫疾病，造成溶血，所以才出現貧血的症狀。後者主要發生於低惡性度的淋巴癌。

與貧血相關的症狀包括臉色蒼白、四肢無力、精神不振、頭昏眼花、心慌與氣短等。

## 3.不明原因的發熱

淋巴癌病患有時會有與感染無關的發熱現象。大多數是持續性發熱，有時候也會有間歇性熱或不規則熱的狀況。熱度消退時，病患會大量流汗。此症狀爲前述的B細胞淋巴癌的症狀之一，在臨床上代表較後期之淋巴癌（第三期或第四期），意即淋巴癌已經有較廣泛之全身侵犯。另外，因爲淋巴癌會造成免疫力低下，也會因爲口腔、呼吸道、皮膚感染而導致的發熱現象。

## 4.皮膚病變

何杰金氏症獨特的表現之一是皮膚搔癢，其中又分爲局部性搔癢與全身性搔癢。局部性搔癢大多發生在淋巴結病變處，而全身性搔癢則大多發生於縱膈或腹部病變處。此外，淋巴癌病患常有腫塊、結節、色素沉著、皮疹、瘀斑、紅斑、皮膚出血點等多種現象；病情進入晚期的病患，由於免疫力下降，皮膚方面會出現經久破潰、滲液等症狀。

## 5.酒精疼痛

臨床統計，約有百分之十七的何杰金氏病人，在飲用含酒精飲料的二十分鐘後，病變處會發生局部疼痛的現象。此症狀亦可用於病人治療後的追蹤，特別在以往全身斷層掃描並不普及的年代，此症狀爲診斷早期復發之重要依據。

## 6.出血

淋巴癌病人可能出現全身各處出血的現象，而且發生部位廣泛，最常見的是皮膚上可見瘀點、瘀斑，以及眼結膜、鼻、牙齦和胃腸道等處出血。

## 7.肝脾腫大

部分非何杰金氏病患會出現脾腫大（即腹部左上可摸到一硬塊），這是因爲腫瘤侵犯脾臟所造成，更甚者，淋巴癌會轉移至肝引發肝腫大。肝腫大嚴重者，還會發生黃疸、腹水，甚至造成肝功能衰竭。

8.呼吸道症狀

當淋巴癌侵犯至肺部或擴及縱膈部位時，患者可能會出現胸痛、咳嗽、咳血、胸腔積液、呼吸困難、呼吸衰竭等。

9.口腔及五官方面的症狀

淋巴癌侵犯口腔時常會出現的症狀爲牙齦腫脹及口腔潰瘍等；如果侵犯至內耳，則會出現眩暈、噁心、重聽等現象。

10.心臟方面的症狀

一般來說，心臟並非淋巴癌常發生之臟器，大多爲全身廣泛侵犯後的結果。若淋巴癌侵犯心臟，出現的症狀有心動過速、心慌氣短、心前區疼痛等症狀。若因此阻塞左心室之血流出口，則會造成昏厥甚至猝死。

11.腸胃道方面的症狀

常見的症狀有食慾不振、腹脹、腹痛、腹瀉以及嘔吐、嘔血、排黑便等。造成的主要原因有淋巴癌直接侵犯腸胃道，或是淋巴癌壓迫腸胃道。

## 12.泌尿系統方面的症狀

泌尿系統方面，淋巴癌病患可能呈現四肢水腫、蛋白尿、血尿、腰痛等症狀，此外，有些病人會出現無尿症狀以及發生尿毒症。出現這些症狀的主因有二，其一爲淋巴癌直接侵犯或是壓迫泌尿道，致使尿液無法排出；再者則因爲腫瘤快速生長之時，部分細胞自行壞死並因此釋放大量尿酸，造成所謂的急性腫瘤崩解症候群。這會使得大量尿酸沉積於腎小管中，並引發急性腎衰竭。

## 13.生殖系統方面的症狀

若淋巴癌侵犯生殖系統，女性患者會出現陰道出血、月經週期紊亂及下腹痛等症狀；男性患者則會有性慾減退、睪丸腫塊及疼痛的現象。

## 14.神經系統方面的症狀

患者的臉部或四肢末端可能出現感覺異常、神經痛、頭痛，甚至偏癱、昏迷等。

## 15.骨及關節部位的症狀

淋巴癌若侵犯骨骼及關節，侵犯的部位會產生疼痛；這些部位大多發生在脊椎、胸骨、肋骨、四肢骨及各主要關節等處，而且多呈現瀰漫性痠脹痛。患者也可能出現病理性骨折，若因此壓迫到脊椎神經，會造成永久性傷害並引發癱瘓。

## 淋巴癌常見的六大症狀

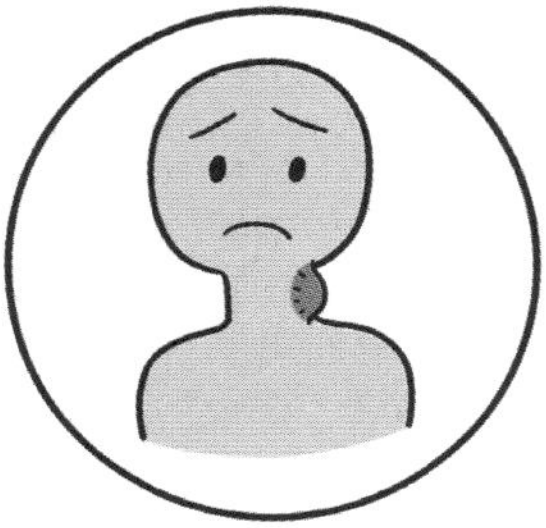
淋巴結腫大

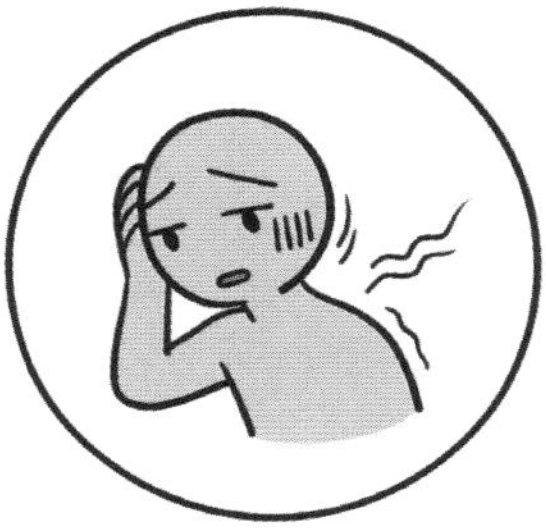
貧血

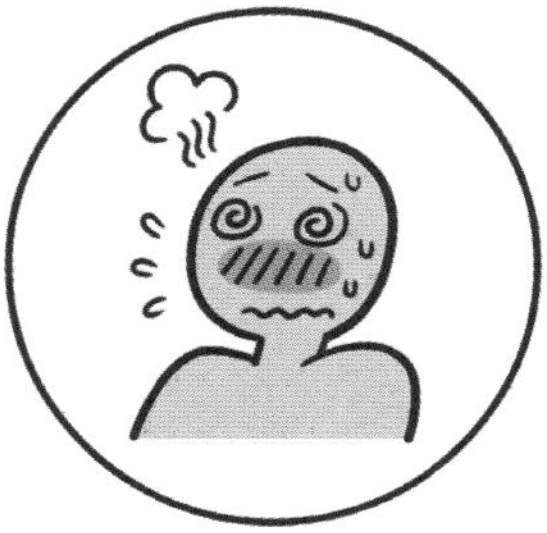
發熱

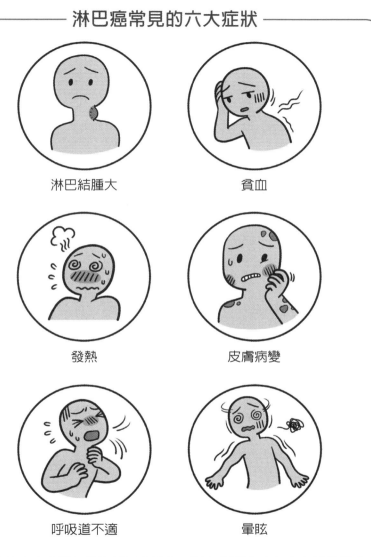

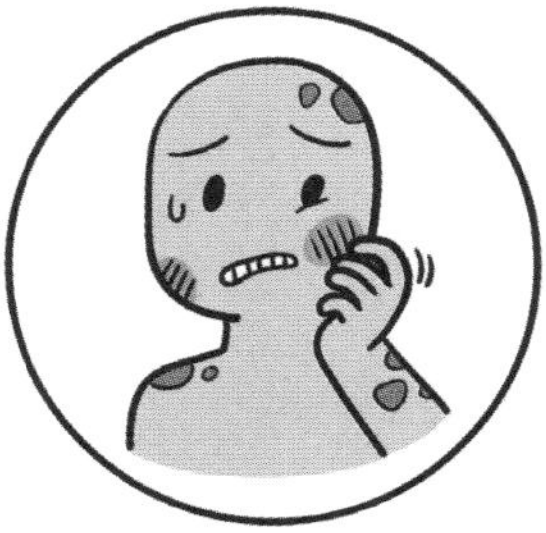
皮膚病變

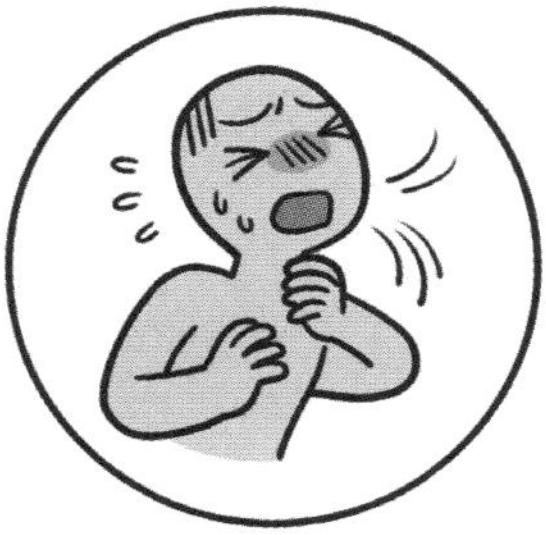
呼吸道不適

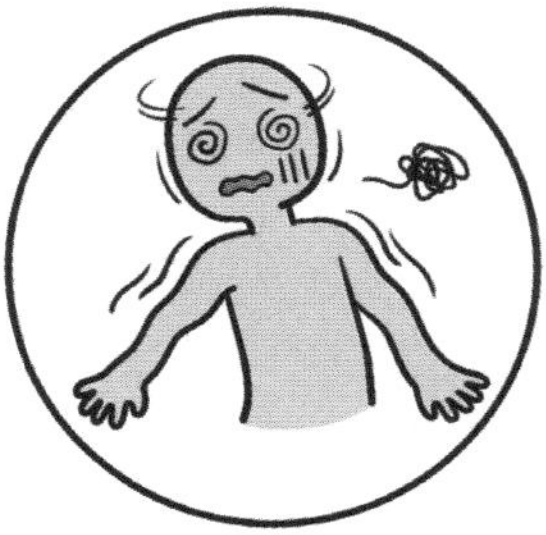
暈眩

淋巴癌的臨床症狀相當複雜且多樣化，以上列舉臨床上六大較常見症狀作為參考。

# Q 從臨床症狀就能診斷淋巴癌？

A

淋巴癌患者身上出現的各種臨床表現，大多數不是唯有淋巴癌病症才具有的特徵。例如，風濕病患者常見關節痛；血液疾病諸如白血病、血小板減少性紫斑症、過敏性紫斑症等會出現明顯的皮膚瘀點、瘀斑、鼻出血等出血症狀；肝、脾腫大會出現在急性肝炎、肝硬化、傳染性單核細胞增多症、惡性組織細胞病等疾病的臨床表現中；而貧血的症狀在臨床上更是常見，缺鐵性貧血、失血過多、溶血性貧血以及胃癌、腎病誘發的繼發性貧血等都會發生；發熱更是在許多其他疾病的臨床現象上都會出現，像是呼吸道感染、肺炎與腸炎也都會出現發熱的症狀。

有以上可知，光從臨床表現是無法診斷淋巴癌的，因大部分的臨床表現都不具特異性。因此要真正診斷淋巴癌，應該要從病理組織方面的檢查著手，並加上輔助性的檢查。當然，檢查後綜合所有的臨床現象，對於診斷和分期還是有很大的幫助。

因此當大家出現類似淋巴癌的症狀時，要及時的去醫院檢查，即便不是淋巴癌，也可加以確診並適時處理。

## 淋巴癌的診斷

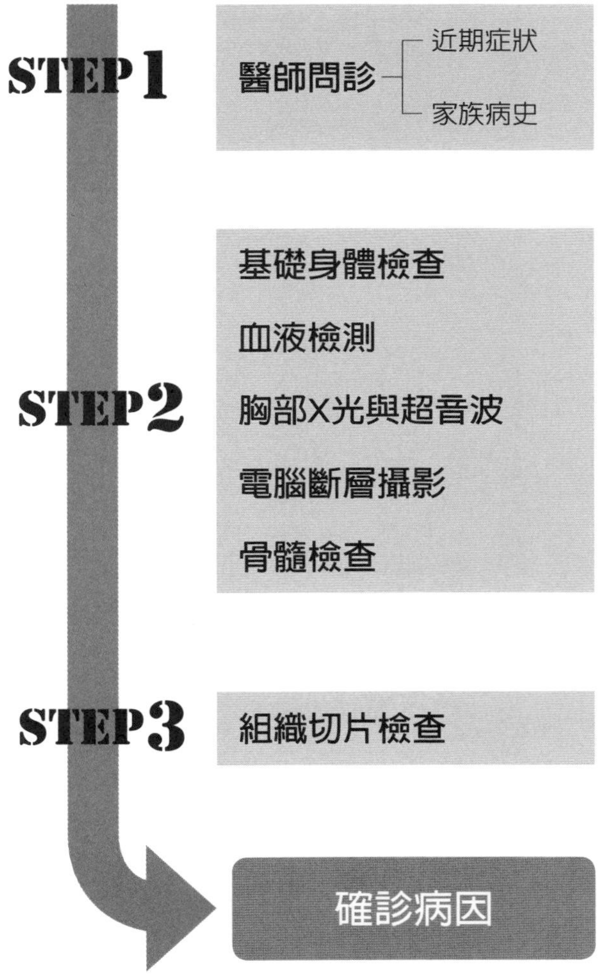


基本上任何一種疾病都不可單靠症狀來判定，若有異常症狀時，請儘早至醫院瞭解問題所在。

# Q 淋巴癌主要的檢查方法有哪些？

A 淋巴癌常用的檢查方式，分爲以下幾種：

## 1. 理學檢查：

理學檢查包括視診、觸診、叩診及聽診。視診也就是從外觀上診視，注意病患的皮膚有無出血點、瘀斑，鼻腔、口腔、眼球結膜是否有出血或滲血的狀況。

觸診也就是用手觸摸及按壓，檢查身體各部位是否有無淋巴結、肝、脾腫大，以及骨骼是否有出現壓痛的情形，觸診時，所有淺表淋巴結區都應細心地觸摸，不能有遺漏。

叩診主要是檢查肝脾有無腫大或移位，肺部、腹腔有無異常反響；聽診主要檢查心、肺部位有無病變。

## 2. 淋巴結組織切片檢查

以粗針切片或是整顆淋巴結摘除的方法取得組織，進行病理組織學檢查，以此確定病變的性質。

### 3.影像學檢查

包括X光、超音波、全身斷層掃描、核磁共振、全身正子掃描以及內視鏡等方面的檢查，對於診斷淋巴癌和瞭解淋巴癌的侵犯程度有重要意義。

檢查的範圍必須包含淺表淋巴結、縱膈與肺、腹腔、盆腔淋巴結、肝、脾等部位。

### 4.骨髓穿刺檢查

淋巴癌可能會侵犯骨髓，因此骨髓穿刺是診斷淋巴癌的常規檢查，其意義及操作過程將在以下的問題中詳細說明。

### 5.免疫學檢查

透過免疫分型標記可以對淋巴癌進一步分型，不同類型的淋巴癌細胞具有不同的表面標記，不論在診斷上以及指導治療和評定預後都有重要的意義。

### 6.周邊血液檢查

在淋巴癌發病初期及治療過程中，周邊血液檢查是淋巴癌各檢查的基本要素。周邊血液檢查的目的是瞭解血液中各種細胞成分的變化，包括紅血球細胞、血紅蛋白、血小板、白血球細胞及其分類。透過周邊血液檢查，醫護人員可以瞭解淋巴癌病人在治療過程中的身體變化，包含免疫力、身體攜氧能力以及凝血功能。淋巴癌患者需要經常進行周邊血液檢查，特別是在經歷化學治療之後，每週應進行二至三次。

周邊是相對循環系統中心而言，周邊血即末梢血，過去常見的採血部位是耳垂或指尖，現在則是從靜脈採血做周邊血液檢查。

以上各種檢查中，以淋巴結組織切片檢查和影像學檢查最爲重要，對淋巴癌的診與分期有決定性的角色。在進行檢查的過程中，臨床醫師一定要注意系統性和完整性，以便及早診斷，並做出正確判斷，能夠提供病患最恰當的治療方式。

## 針對淋巴癌的檢查

- 理學檢查
- 淋巴組織切片檢查
- 影像學檢查
- 免疫學檢查
- 骨髓穿刺檢查
- 周邊血液檢查

上述六種檢查，其中以「淋巴組織切片檢查」、「影像學檢查」最為常見。

# Q 什麼情況下需要做淋巴結切片？

A 雖然說大部分的淋巴結腫大屬於良性疾病，但淋巴結腫大其實也隱藏著惡性淋巴癌的危機。因此，對於淋巴結腫大的發生必須正視，不能輕忽。對於臨床醫師來說，何時才是建議患者接受淋巴結切片的恰當時機呢？

雖然就技術層面而言，切片是項相當簡單的技術，但是因為屬於侵入性檢查，所以通常都是保留到淋巴結發生持續變大，或是當其他檢查無法提供足夠的資訊時，才會建議病人採用切片檢查。此外，若是病患有合併體重減輕、夜間盜汗及不明原因發熱，或是淋巴結腫大超過二公分，也應該將切片檢查列入考慮。

最後，當決定進行切片檢查時，也應該將微生物染色及培養，組織細胞抹片、病理檢查等都列入檢查的項目。

## 需進行淋巴切片檢查的類型

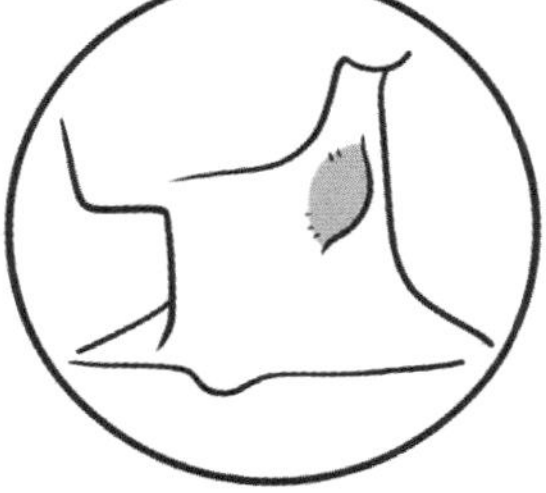

淋巴結腫大

- 局部淋巴結腫大
- 肺門淋巴結腫大
- 全身性淋巴結腫大

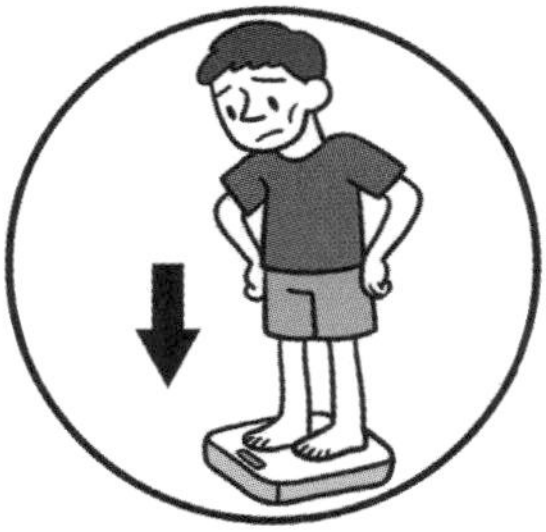

體重急速下降

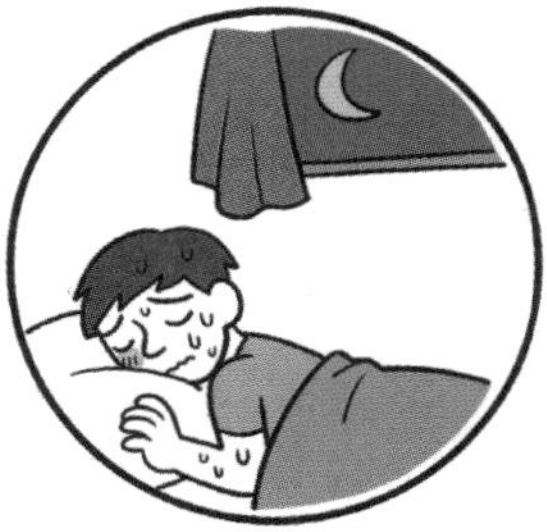

夜間盜汗發熱

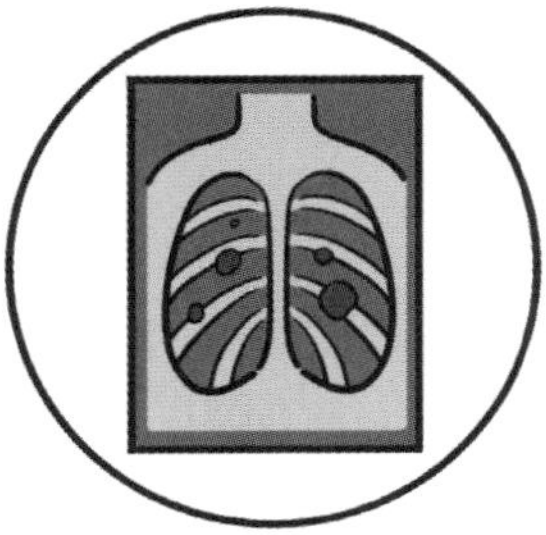

胸部X光出現異常

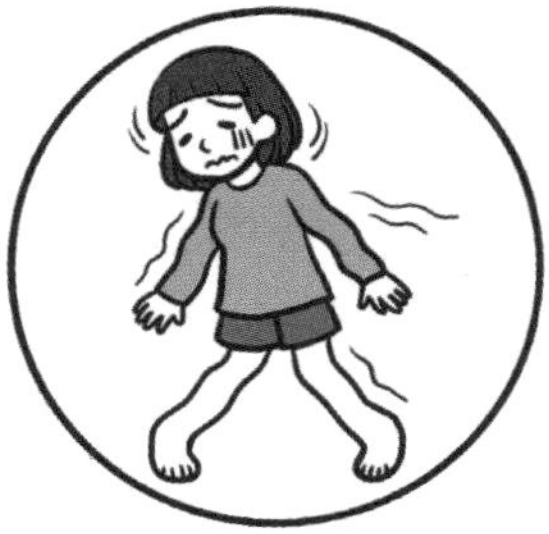

四肢無力乏倦

由於切片檢查屬侵略性檢查，因此醫師通常會在淋巴結持續變大的情況下才會進行。

# Q 為什麼診斷淋巴癌要做骨髓穿刺？會影響身體嗎？

A 淋巴癌常會侵犯骨髓，使正常細胞數量減少，導致紅血球、血小板、白血球數量都過低。由於每個淋巴癌患者都會有骨髓侵犯的可能性，因此大多數淋巴癌的病人進行首次淋巴癌的分期時，都需要進行骨髓檢查。特別值得注意的是，骨髓侵犯有可能只有在其中一處，所以在進行骨髓穿刺檢查時，需要由左右兩側髖部的後腸骨棘抽取骨髓。這項檢查結果會影響治療的方式，而且是評估病人對治療反應所必須的檢查，因此對於淋巴癌患者來說極爲重要。

有許多病人認爲骨髓是人體的精華，以爲做了骨髓穿刺，抽取骨髓會損害人體的元氣，因此拒絕進行骨髓穿刺。事實上，骨髓穿刺是一種常見的醫療技術，而且每一次穿刺檢查所抽取的骨髓量僅爲〇．二公克左右。人體內的細胞每天都會不斷再生，骨髓細胞也一樣，因此，骨髓穿刺所抽取的骨髓檢體僅占人體骨髓總量的極少份量，因此，對於人體健康並不會造成損害，更不會有會損害人體元氣的事情發生。

此外，許多病患對於進行骨髓穿刺感到恐懼，認爲必須經歷極大的痛處。事實上，在執行骨髓穿刺前，醫師會簡單描述將要進行的檢查步驟。骨髓穿刺的整個過程其實只有幾分鐘，醫師會先在局部注射麻醉藥，待藥物發生作用後，將穿刺針插入骨髓腔，在抽取過程中，病患會略感到痠痛，結束後，病患須平躺約三十至四十分鐘，其目的是對傷口進行加壓止血，之後即可起床活動。另外，一般建議，骨髓穿刺的傷口要至少二十四小時之後才能碰水，以降低傷口感染的機會。除了少數病患因爲過於緊張，會產生一些特殊的不舒服感之外，大部分患者都可安然耐受此一過程。

骨髓穿刺並不會造成身體損傷，也不會造成太大的痛苦，如果淋巴癌患者因爲害怕就拒絕檢查，會失去早期診斷的機會，並延誤有效的治療。

## 骨髓穿刺檢查的目的

| | |
|---|---|
| 評估有無惡性腫瘤 | 評估腫瘤疾病的治療反應 |
| 診斷不明症狀疑似血液疾病 | 評估骨髓內含鐵量 |

多數人認為骨髓穿刺會對人體造成損害，其實檢測所抽取的量只占人體骨髓的極少量，並不會對人體造成影響。

# Q 淋巴癌病患骨髓檢查有何變化？

A 淋巴癌病患是否併發骨髓侵犯是臨床醫師評估治療方案與預後的重要因素。骨髓檢查的報告結果可以作爲醫師診斷時的重要參考依據。

骨髓檢查報告一般分爲細胞型態與細胞比例報告兩個部分。一般來說，醫師會依據檢查報告所顯示的各類及各階段細胞所占的比例是否在正常範圍，以及反映病人骨髓中有核細胞數所占骨髓的比例，來做出判別。

正常人的骨髓中有核細胞所占的比例有一定之範圍，若所占的比例過高，則必須仔細區分是否有不正常的細胞入侵。所以報告中，對於各類細胞所占的比例和各類細胞中哪個階段的細胞增生爲主，均有詳細描述，對細胞形態的特點及有無異常細胞也會做重點描述。

## 骨髓穿刺檢查示意圖

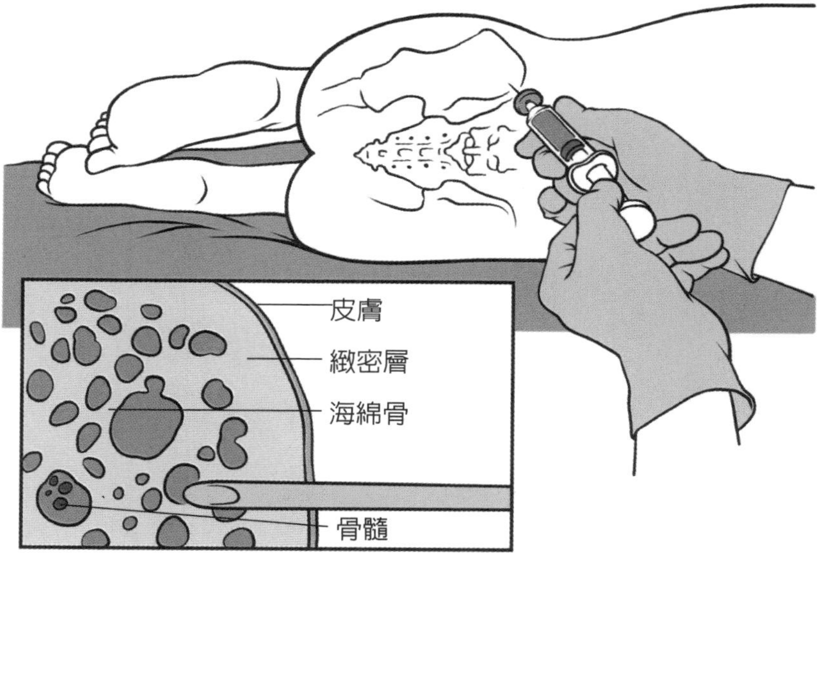

Q

## 淋巴癌患者都會貧血嗎？

A

淋巴癌對不同器官的侵害，會造成不同的臨床表現，而貧血就是其中一種臨床表現。貧血的定義是血液中的血紅蛋白量低於正常，造成血液酶氧能力降低，引起身體的組織和器官發生缺氧。依據世界衛生組織（WHO）的規定，血紅蛋白的含量，成年男性低於一百三十克／升，成年女性低於一百二十克／升，孕婦低於一百一十克／升，即診斷爲貧血。淋巴癌病患是否有進行性貧血，是臨床上判斷淋巴癌發展與否的一個重要指標，也是病患有無骨髓侵犯的指標之一。

貧血的基本原因是紅血球細胞的生成與耗損失衡，不論是紅血球生成不足或消耗過多，皆會引起貧血的症狀。貧血可出現皮膚蒼白、面色無華、心慌、乏力等症狀，同時有原發病症狀。

約有百分之十至二十的淋巴癌病患在就診時有貧血，甚至在發生淋巴結腫大前幾個月即可發現有貧血，晚期病患更是經常出現貧血。除了淋巴癌侵犯骨髓造成貧血之外，化療也會造成貧血。但也有部分病例，血紅蛋白和紅血球數目可以維持在正常範圍內。

## 貧血症狀

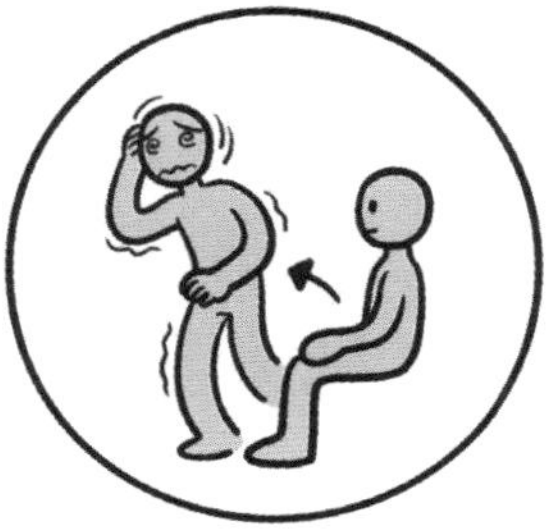

突然改變姿勢頭暈

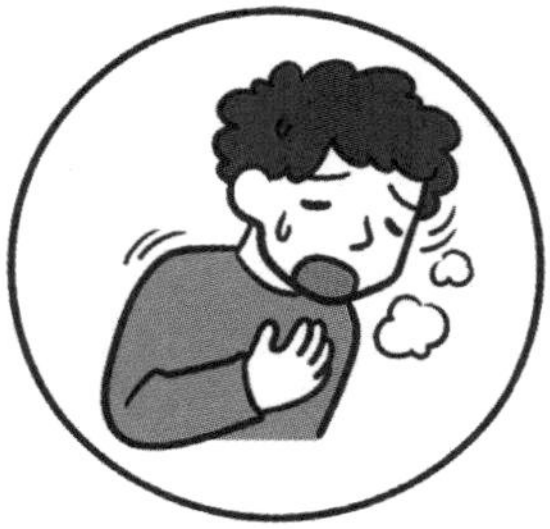

容易喘、頭昏

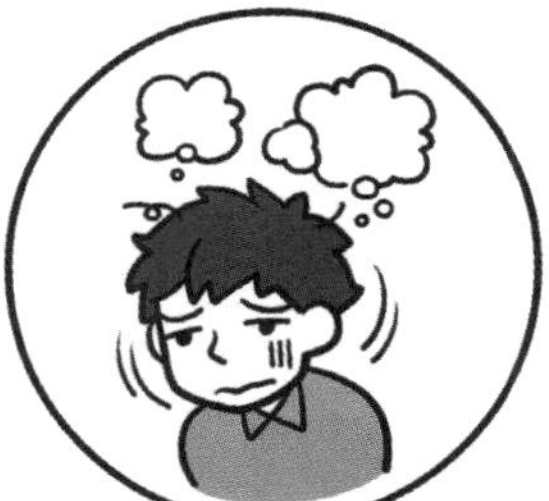

疲倦、注意力不集中

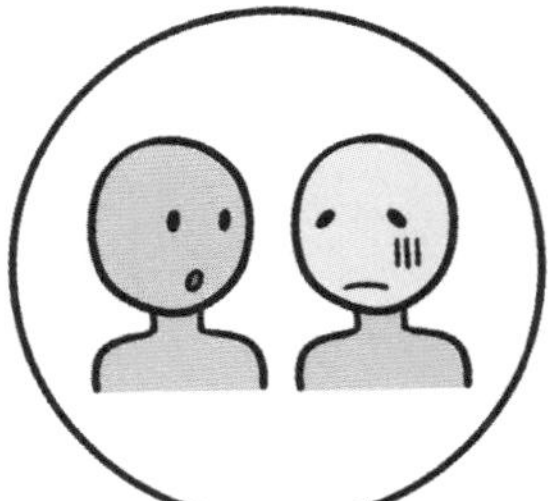

臉色蒼白

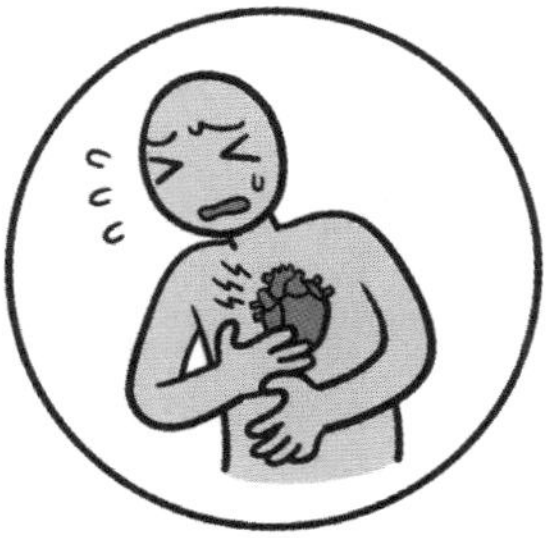

心跳不適

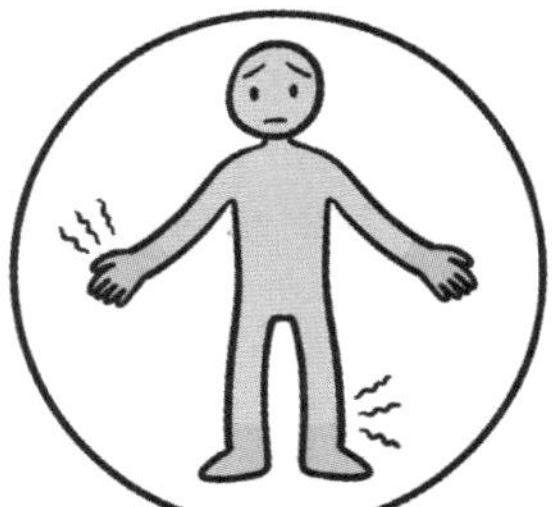

手腳冰冷

貧血是國人常見的症狀，有時是因生活因素而起，有時則是疾病所帶來的警訊。

# Q 淋巴癌患者貧血的原因？

A 淋巴癌是淋巴系統細胞的病變，為何會造成紅血球的異常，並引起貧血呢？造成淋巴癌病人貧血的原因，可能是因為以下原因：

1. 淋巴癌廣泛侵犯骨髓的現象會造成紅血球細胞增生受到抑制，因此骨髓中產生並進入血液循環中的紅血球細胞數量減少，造成血液循環中紅血球細胞無法維持原本動態平衡的狀態。
2. 由於淋巴癌細胞的干擾，骨髓中紅血球細胞發育成熟過程遭受障礙，產生質變，導致紅血球細胞失去攜氧的功能。
3. 若淋巴癌有侵犯脾臟，會造成脾臟腫大，並使其功能亢進，使得紅血細胞破壞增多，進而造成貧血。
4. 淋巴癌病患會發生反覆出血的狀況，尤其是消化道出血，導致紅血球細胞流失過多，進一步加重貧血的現象。
5. 病患在接受大劑量的化療時，因化療藥物會造成紅血球細胞損傷而縮短壽命，進而引起貧血的現象。另外，化學治療後會造成骨髓抑制，使得各種血球的

## 患者貧血的五大因素

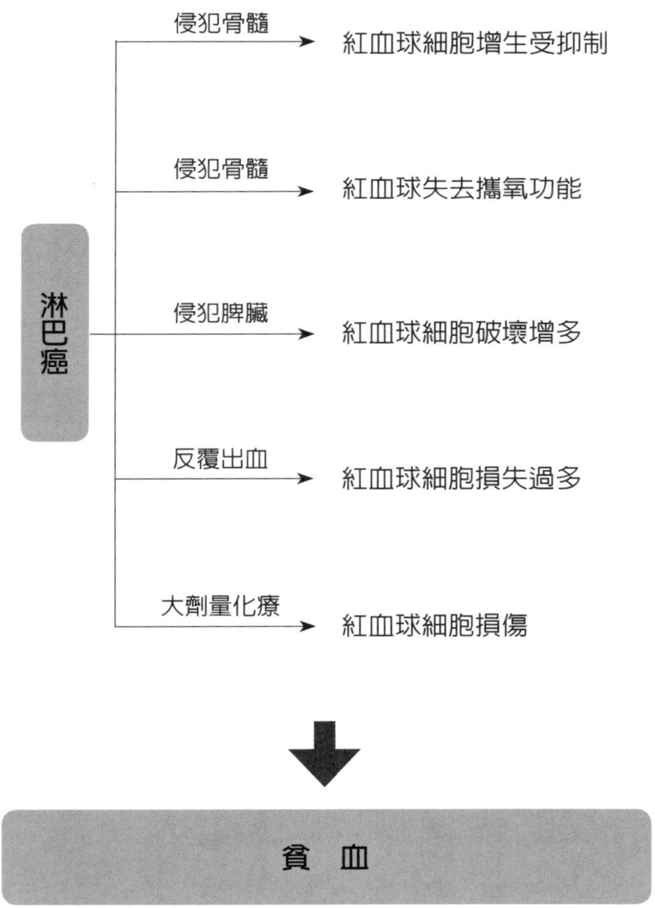


淋巴癌屬淋巴系統病變，易導致紅血球異常，使患者有貧血、頭暈等症狀。

生成受阻而引發全血球低下，其中也包括紅血球，因此造成貧血。

# Q 淋巴癌患者的胃腸道臨床症狀有哪些？

A 淋巴癌病患中，如果胃腸道受到淋巴癌細胞浸潤，會產生食慾不振、噁心、嘔吐、腹脹、腹瀉等症狀。不過，貧血、感染、肝脾腫大及腹膜後淋巴結腫大，也會出現上述的症狀。因此有時候要找出症狀背後的始作俑者，可能需要多點耐心並配合醫師進行檢查，才不至於誤診。

此外，淋巴癌病患在接受化療的過程中，大多數會出現不同程度的胃腸道症狀，如噁心、嘔吐等，這些都是由化療藥物所引起的副作用。所以當患者出現上述症狀，並不代表一定是癌細胞侵犯胃腸道，通常都是化療所引起的副作用，不必太過緊張。

此外，較常見的胃腸道臨床症狀還有胃腸道出血、嘔血、黑便或便血等。

## 淋巴癌的腸道症狀

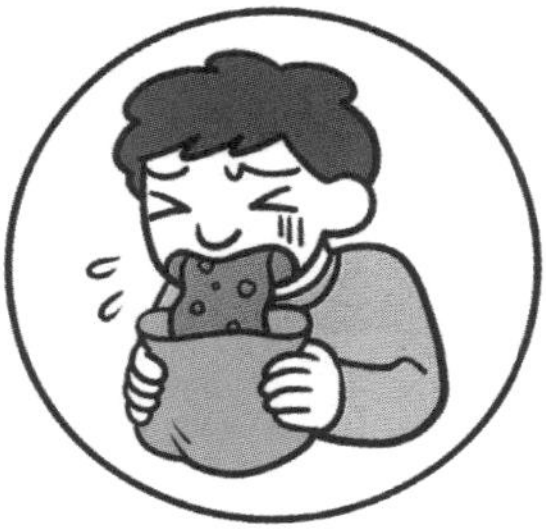

噁心、嘔吐

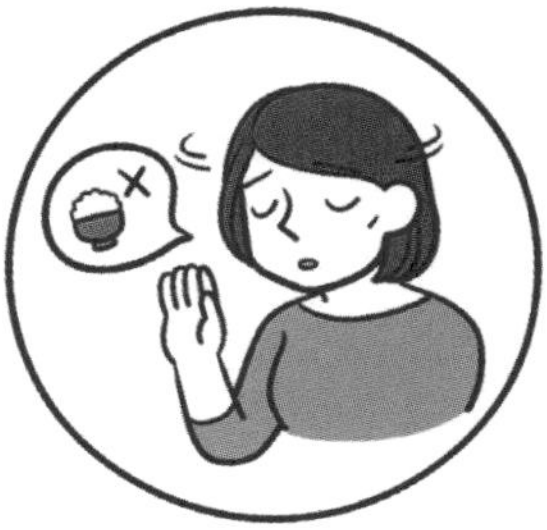

食慾不振

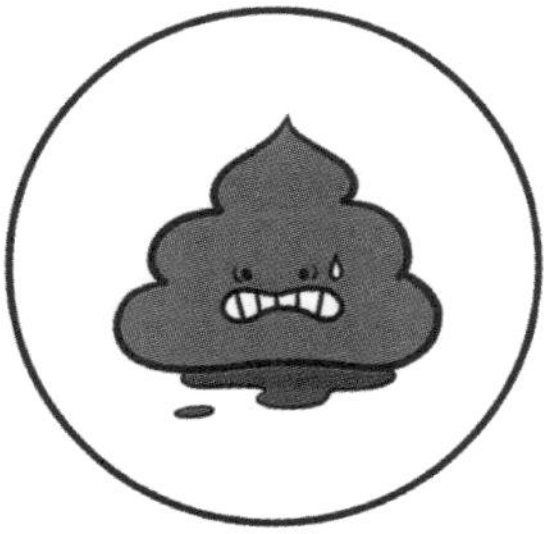

便血

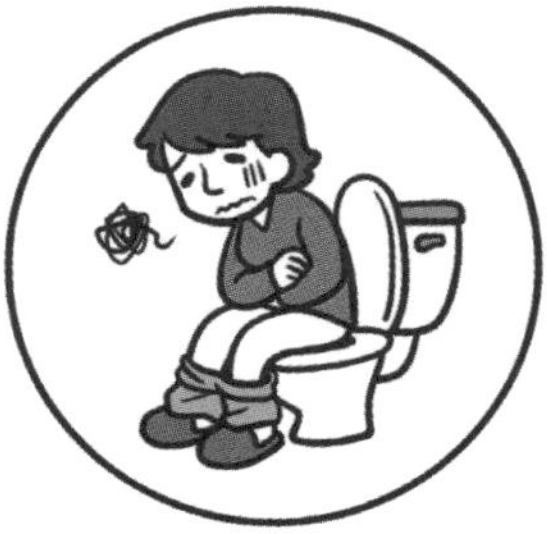

腹瀉

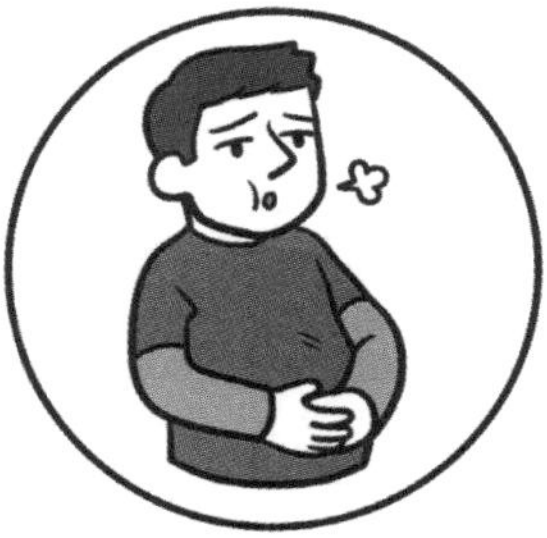

腹脹

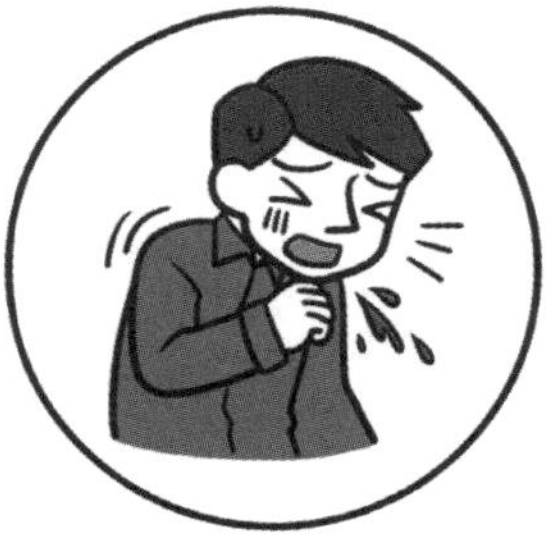

嘔血

常見的腸道症狀，最容易被患者輕忽，誤以為是感冒等小症狀，若日常生活出現小症狀時，應小心注意，以免錯過就診的黃金時期。

## Q 何謂胃淋巴癌？主要臨床表現如何？

A

胃部淋巴癌有兩種可能，一種是原發於胃部，即原發性胃部淋巴癌，另一種則是全身惡性淋巴癌的一部分。

原發性胃部淋巴癌是起源於黏膜下層淋巴組織的惡性腫瘤，其臨床表現爲局部性病變；若是全身惡性淋巴癌經擴散至胃部所引發之惡性淋巴癌，則稱爲繼發性胃部淋巴癌。

不到百分之十的胃部淋巴癌患者在手術或胃鏡檢查前能夠明確診斷，大多數會被誤認爲胃癌或是胃潰瘍，因此，只能經病理檢查才能明確診斷是否爲胃部淋巴癌。此外，胃部淋巴癌的臨床症狀無特殊性，主要病理變化又常常不在胃黏膜表面，所以會影響各種檢查的陽性率。

胃部淋巴癌還可依病理組織區分爲瀰漫大B細胞淋巴癌與黏膜性結節外邊緣B細胞淋巴癌，後者在經過一段時間的醞釀後可以轉變爲前者。目前的證據顯示，黏膜性結節外邊緣B細胞淋巴癌的形成與長期胃幽門桿菌的感染高度相關；所以在治療上，黏膜性結節外邊緣B細胞淋巴癌與其轉變成的瀰漫大B細胞淋巴癌，都可以優先考慮以抗生素治療，而非化學治療。目的是希望能夠清除胃幽門桿菌。不過在清除胃幽門桿菌之後，淋巴癌常常需要九個月以上才會出現明顯的縮小或緩解，故病患須耐心等候。

胃部淋巴癌患者表現的症狀和淋巴癌侵犯的位置有關，一般而言都是非特異性的，因此很難從胃淋巴癌的症狀加以確診。一般來說，患者會出現嘔吐噁心、食慾不振、上腹痛、體重減輕、腸胃道出血等症狀。

### 胃淋巴癌二大類型

**原發性胃淋巴癌** → 胃壁內淋巴濾泡的惡性腫瘤所引起

**繼發性胃淋巴癌** → 全身性淋巴癌／其他部位淋巴癌 → 擴散至胃部

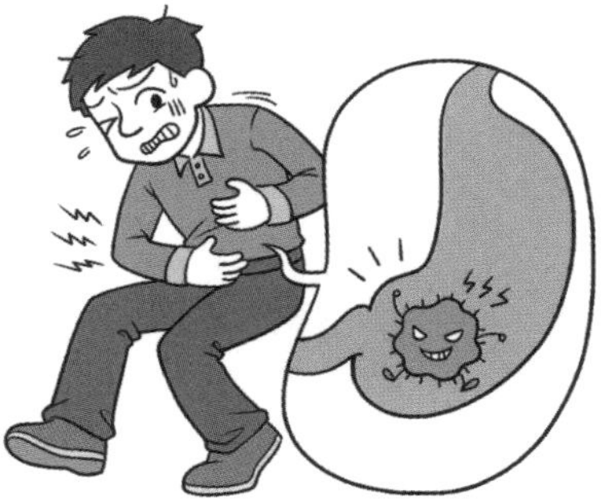

胃淋巴癌不易察覺，常被誤診為胃癌、胃潰瘍。

# Q 胃淋巴癌病患的影像學檢查有何改變？

A

X光鋇劑檢查是診斷胃部淋巴癌的重要方法，有百分之九十以上的胃部病變可以透過此項檢查而發現惡性病變，從而能夠作進一步檢查。X光鋇劑檢查主要表現爲：

1. 多發性潰瘍
2. 單發性潰瘍伴隨黏膜彌漫性增厚
3. 彌漫性黏膜增生伴隨皺襞不規則增厚
4. 塊狀病變（常被誤診爲胃癌、消化性潰瘍或肥厚性胃炎）

經由胃鏡檢查，潰瘍的特點呈多發性，不規則狀，胃壁邊緣黏膜增厚凸起，形成大皺褶。後續的電腦斷層掃描如果發現胃壁增厚大於二十毫米時，這表示有罹患惡性腫瘤的可能性。胃部淋巴癌病變多發生在胃竇和幽門前區，須經由病理切片檢查才能確診。此外，繼發性胃部淋巴癌還會發生腸系膜、後腹腔淋巴結腫大，肝脾腫大等現象。

## 胃的淋巴示意圖

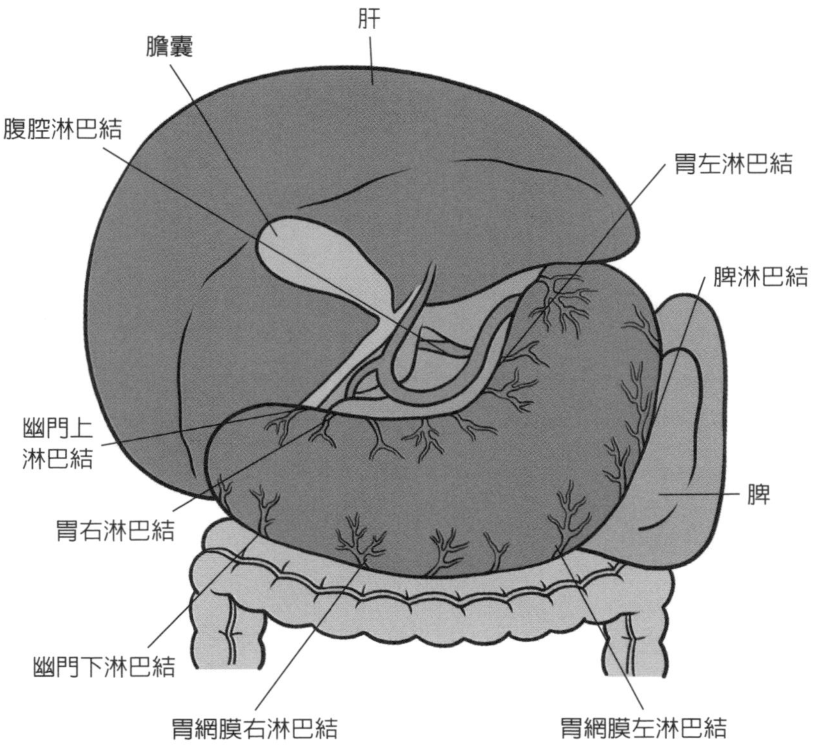


有高達90%以上的胃部病變無特徵性表現，因此需透過影像學檢查釐清。

Q

# 淋巴癌病患的肺部臨床表現有哪些？

A

人體的肺部與外界直接相通，比一般器官更加容易受到外在病原體的入侵感染，一般正常人若是因爲受涼、勞累等因素誘發感染，就很容易引起感冒、氣管炎、支氣管炎以及肺炎等病症。

淋巴癌病人的肺部臨床表現最主要源自於肺部感染與腫瘤浸潤。當淋巴癌侵犯至肺部時，因爲腫瘤細胞致使局部組織受損，除了引起刺激與咳嗽之外，亦會造成病灶感染機會增加。病患在接受化療之後，因爲白血球的顯著降低而造成身體的抵抗力明顯下降，也更加容易導致肺部感染，並伴隨有咳嗽、咳痰、咽喉疼痛、胸部疼痛等症狀。

除此之外，若淋巴癌細胞侵犯氣管、支氣管、肺泡壁及肺泡間質，就會引起咳血，甚至呼吸困難；侵犯至胸膜時，則會引起明顯胸痛和胸膜積液及呼吸困難；淋巴癌若侵犯縱膈腔，還可能壓迫到上腔靜脈，造成上腔靜脈症候群，其症狀有頭頸部及上肢水腫、上腔靜脈血栓等表現。

## 淋巴癌的肺部症狀

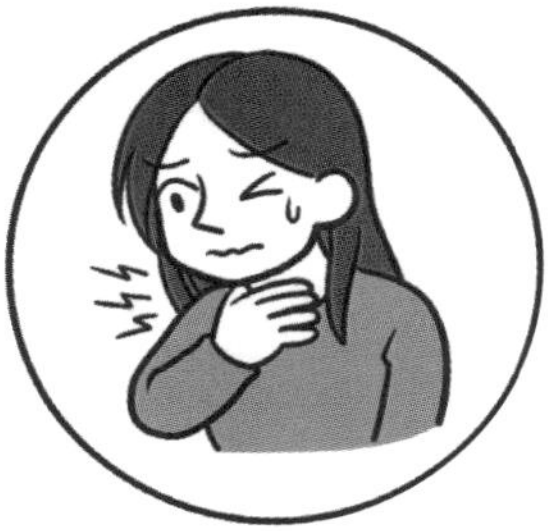

咽喉疼痛

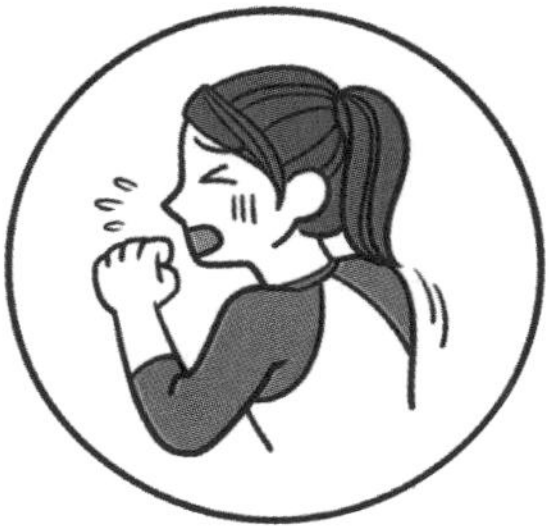

咳嗽

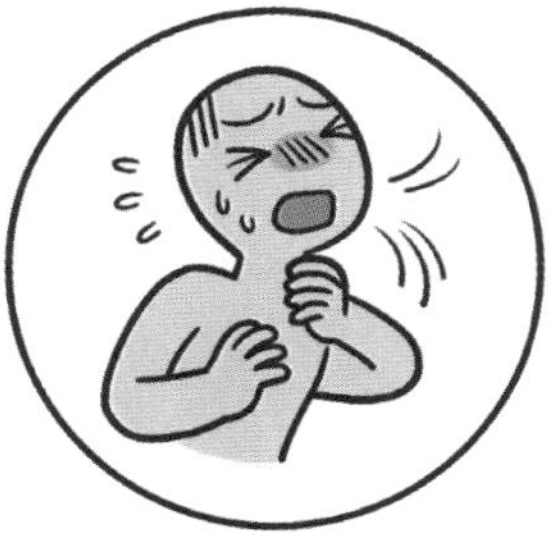

呼吸困難

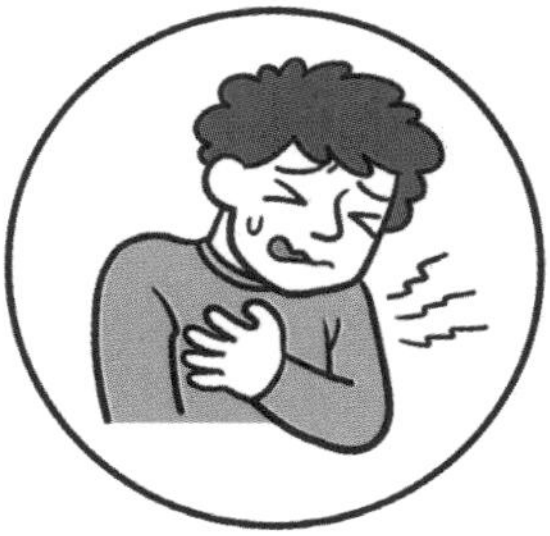

胸痛

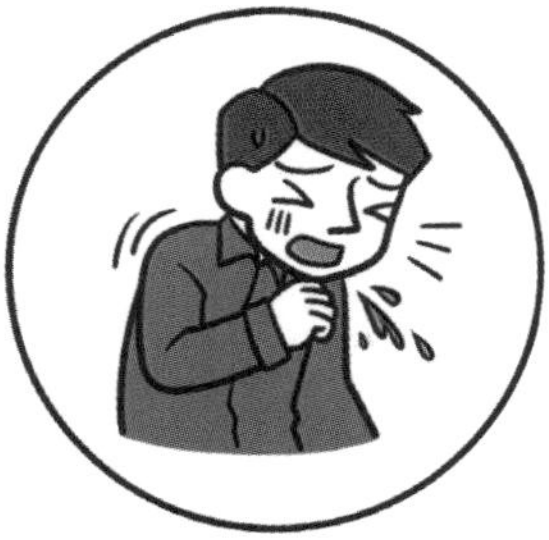

咳血

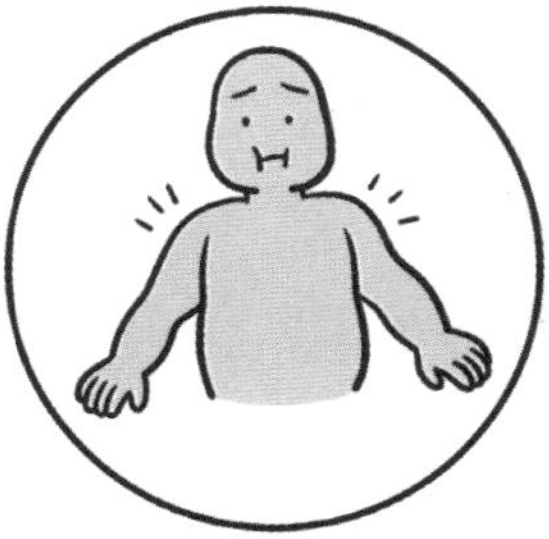

上半身水腫

淋巴癌會使全身免疫力下降，因此更容易導致肺部感染。

# 淋巴癌病患的骨骼臨床症狀為何？

淋巴癌的骨骼侵犯在惡性淋巴癌中較爲少見，原發性骨淋巴癌發生的機率大約是百分之二左右，主要的病理組織是以瀰漫性大B細胞淋巴癌居多。

一般來說，原發性骨淋巴癌的臨床表現都是局部的病變，而且非常多樣化，大多沒有全身性的症狀。常見的症狀通常都和病程的發展、病變部位與併發症有關聯。

原發性骨淋巴癌患者大多有骨痛、活動障礙、骨骼腫脹等症狀，並且可在皮下觸及腫塊，腫塊亦呈現進行性的增大。所有的臨床表現中，以骨痛爲最多見的現象。大部分的骨淋巴癌患者的表現爲單純骨痛，有一小部分的病患先有局部軟組織的改變，之後才會有骨骼的病變及疼痛。臨床上，有些骨淋巴癌病患一開始並沒有明顯的症狀，一直到出現神經系統壓迫的症狀才前往就診。

繼發性的骨淋巴癌也就是淋巴癌晚期全身性的骨侵犯，病患常有疼痛及壓痛，甚至有病患會出現病理性骨折，此病變可發生於肩胛骨、肋骨、股骨、骨盆以及脊椎等處。淋巴癌侵犯骨的途徑，其一爲經過血路散播至紅骨髓，並於此落地生根；另一種則是由受到波及的淋巴結直接侵犯鄰近骨質，其中後腹腔的淋巴結受到侵犯，引起壓迫並造成鄰近椎體前緣缺損即屬此類。

骨淋巴癌最明顯的臨床表徵就是造成骨骼損害。骨骼損害以胸椎及腰椎最常見，臨床表現爲骨痛、腰椎或胸椎壓迫性骨折或是脊髓壓迫症候群等。

骨侵犯在X光檢查的臨床表現可分爲溶骨型、硬化性和混合型三種，非何杰金氏症患者的骨侵犯以溶骨型居多。

## 淋巴癌的骨骼症狀

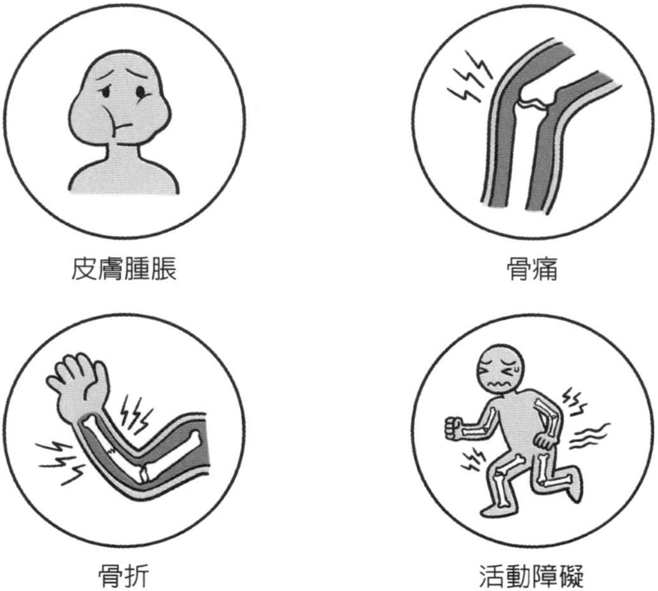


骨淋巴癌比較少見，通常多局部性病變。

# Q 淋巴癌病患會造成哪些中樞神經系統損害？

A 中樞神經系統由腦和脊椎所組成，一旦淋巴癌細胞侵犯到中樞神經，腦和脊髓便會產生相對應的病理特徵，而這些症狀主要與癌細胞侵害的部位和範圍有關。

淋巴癌侵犯中樞神經系統時，會發生以下幾種狀況：

**1. 脊髓受累**

淋巴癌侵犯脊椎及脊髓，會產生脊髓壓迫症狀，引起疼痛截癱和尿滯留。如果淋巴癌侵犯到馬尾神經，也會出現下肢抽痛、骶尾部麻木、痠痛及行走困難等症狀。

**2. 大腦浸潤**

淋巴癌細胞侵害腦部時，會出現個性轉變複視、視力缺損和語言方面的障礙，以及顏面神經麻痺、眼球活動受限等。

**3. 顱內高壓**

患者會出現噴射性嘔吐、頭疼、噁心、抽搐、頸部強硬僵直、血壓偏高等症狀，並且還有不同程度的精神障礙，如嗜睡、昏迷等。此時進行腦壓檢測會出現腦壓升高的現象。

此外，除了繼發性淋巴癌侵害中樞神經之外，原發性中樞神經系統淋巴癌也會使中樞神經系統損害，是少見的高惡性度非何杰金氏淋巴癌。引發的徵狀有顱內高壓症狀例如頭痛、噁心、嘔吐等，還有眩暈、視力障礙、肢體無力、癲癇、失語、行走不穩等神經系統症狀，以及伴隨智力降低以及行爲異常。

## 中樞神經損害

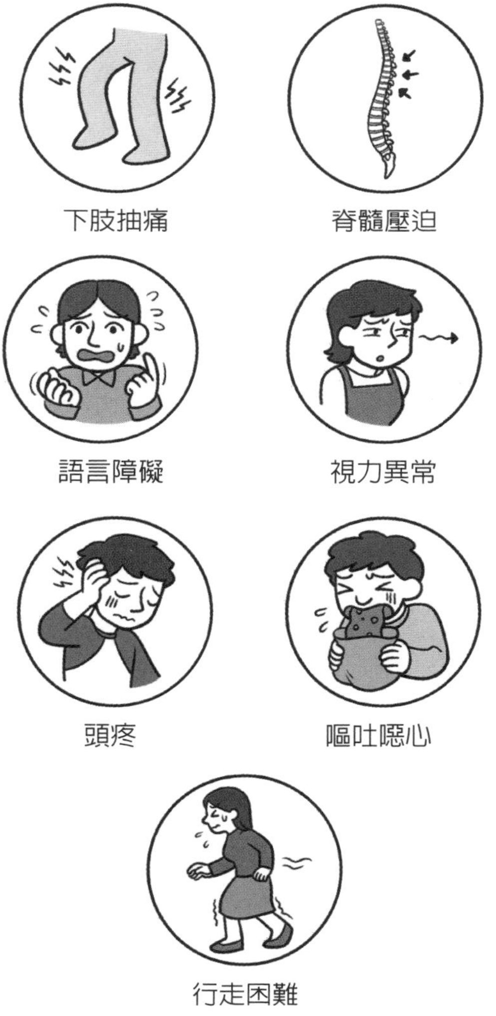
下肢抽痛
脊髓壓迫
語言障礙
視力異常
頭疼
嘔吐噁心
行走困難

中樞神經兩大角色為腦和脊椎，因此若發生病變會產生相對應的病理症狀。

# Q 為什麼淋巴癌病患會有發熱的現象？

A

發熱是淋巴癌病患常見的臨床表現，發熱的原因主要分爲淋巴癌本身引起的發熱與繼發性發熱。

淋巴細胞的過度增生和異常分化會造成異常的淋巴癌細胞，在細胞增生和分化的過程中，核酸代謝異常是包括淋巴癌在內的惡性腫瘤的基本病理變化。淋巴癌細胞的核酸代謝非常旺盛，因此會釋放出大量的能量，導致病患有發熱的現象。這一類由淋巴癌本身引起的發熱，可以在經化學治療之後，疾病獲得控制或緩解後消退。同時，在淋巴癌復發時，淋巴癌的發熱也可能會再次出現。因此這種類型的發熱，基本上只能透過淋巴癌的緩解而得以控制。此時所做的發熱病原檢查大多呈現陰性；也因此，可以藉由此症狀消退與否來推測淋巴癌的進展。

另一個發熱的原因，就是繼發性發熱。因感染而導致發熱的淋巴癌患者，往往精神狀況不佳，食慾下降，出現全身疲乏的症狀。因爲淋巴癌病人的抵抗力會逐漸下降，特別是在經歷高強度的化學治療之後，只要遭到感染，便會有許多發熱的情形。此時因爲化療造成的白血球低下，其他的臨床症狀反而不甚明顯。所以即使暫時找不到引起發熱的感染灶，也不能忽視抗生素的使用。

除此之外，臨床醫師對於淋巴癌病患發熱的症狀，到底是淋巴癌本身引起，或是遭受感染所致，需經過一些臨別鑑別，以便能採取適當的治療措施。在排除感染之前，大部分醫師會先行使用抗生素，以降低病患發生敗血症的機會。

## 發熱

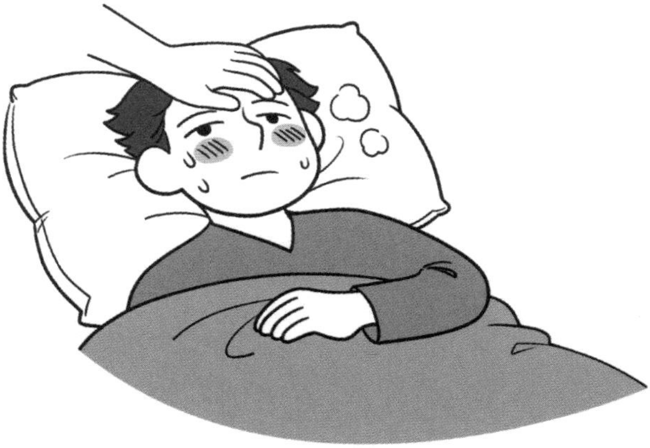

發熱的症狀分為淋巴細胞所引起的發熱，與感染所引起的繼發性發熱二種。

Q

# 緩解後的淋巴癌患者與正常人有何差別？

A

處於完全緩解的淋巴癌病患從表面上看來可能與正常人沒有不同，除了有輕度貧血之外，在臨床上沒有任何症狀，而且可以正常生活、工作和運動。

但是，嚴格來說，淋巴癌病患就算處於緩解期，與一般正常人還是有本質上的不同。以目前的醫療技術而言，經過治療達到完全緩解後的淋巴癌病患，雖然巨觀上見不到腫瘤，但是可能仍然有少數殘留的淋巴癌細胞潛伏在體內，構成復發的危機。這些潛藏在病患身上的癌細胞，遇到某些誘發因素時就有可能復發；此外，剛獲得完全緩解的淋巴癌病患在經過了一連串的化療與放療之後，身體的抵抗力與免疫能力都比一般人低下，這時候也是容易有伺機性感染的時機。因此，除了日常照護之外，隨時警覺，與醫師保持聯繫定期檢查，也是處於完全緩解的病患應該注意的事項。

## 預後的影響因素

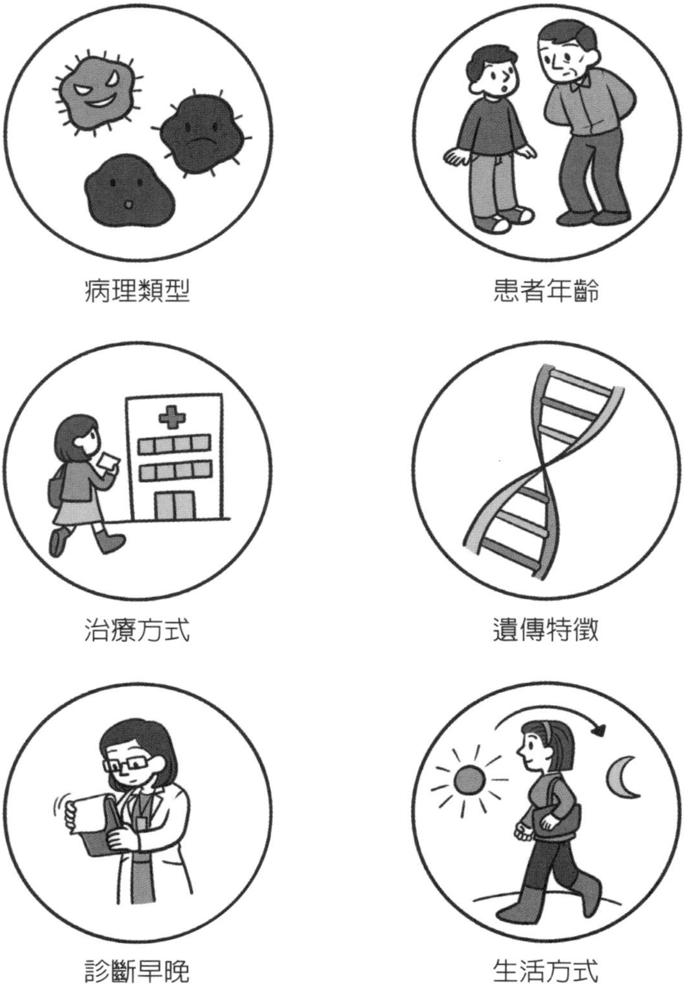


「預後」為預測病患日後的生存機會或復發機會，其中影響層面包含以上六類。

# Q 淋巴癌為何會復發？

A

雖然在臨床上，淋巴癌已被列入可以痊癒的惡性腫瘤之一，有一定完全緩解的機率，但是最大的問題是淋巴癌也很容易復發，因爲這種不確定性與不可預測性，使得淋巴癌患者與家屬面臨極大的心理壓力，這也是成爲目前治療淋巴癌急需解決的問題。

根據統計資料，較容易復發的淋巴癌爲三、四期、高惡性度的非何杰金氏淋巴癌，還有淋巴減少型的何杰金氏症，探究其中原因，有極大的可能性是因爲這些類型淋巴癌的惡性程度較高。

此外，淋巴癌復發最大的因素，就是放療及化療沒有消滅所有的淋巴癌細胞。這個原理就是因爲在治療淋巴癌的過程中，必須經過幾個反覆的化療療程來清除淋巴癌細胞，並且使得病患達到痊癒。但是現有的醫療技術有時候卻難以做到徹底消滅癌細胞，導致殘留在病患體內的淋巴癌細胞對化療藥物開始產生耐受性，而且持續升高。最後，當化療藥物對於癌細胞的殺傷力減弱，也使得體內殘留的淋巴癌細胞開始增生，造成復發的現象。

## 淋巴癌警訊

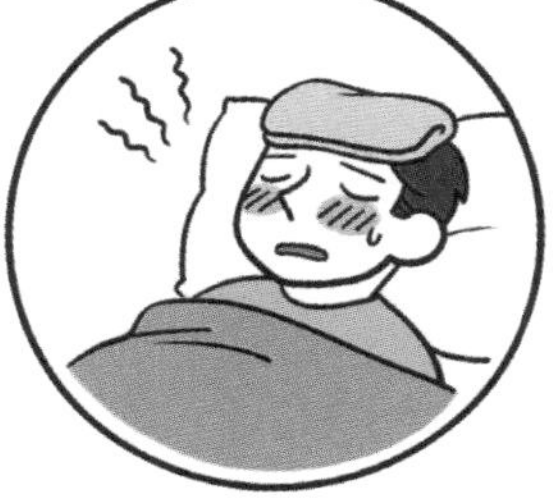

發熱

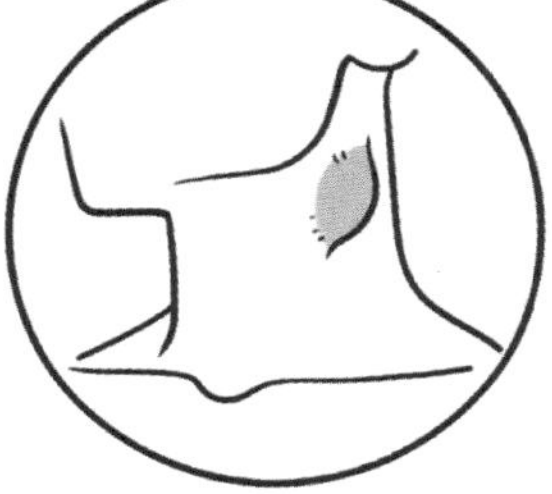

淋巴腫大

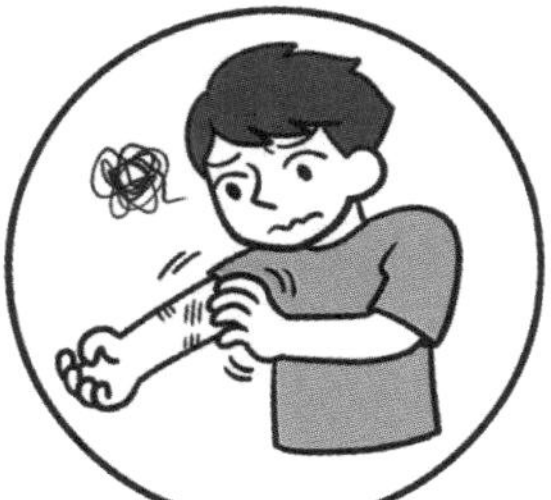

發癢

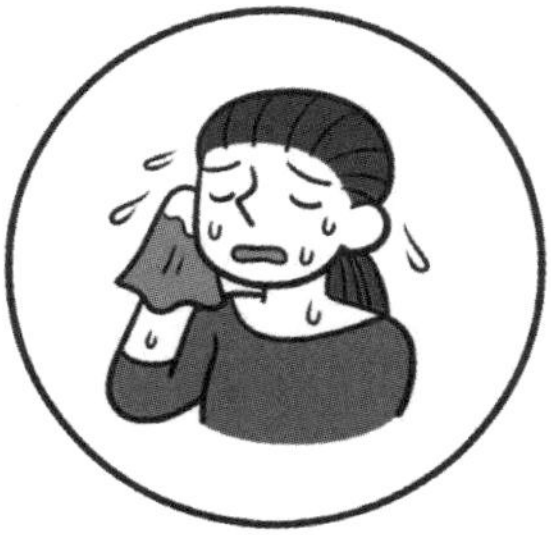

盜汗

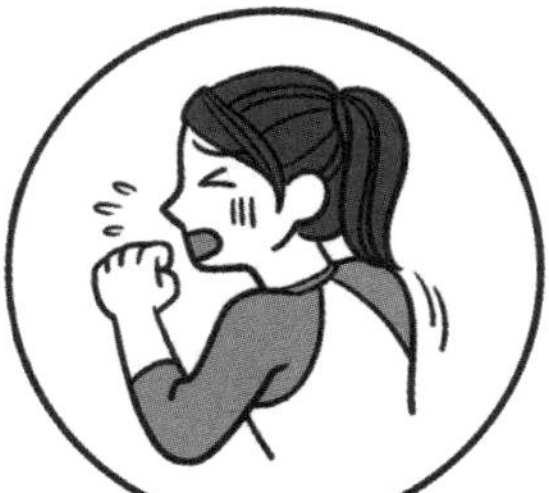

咳嗽

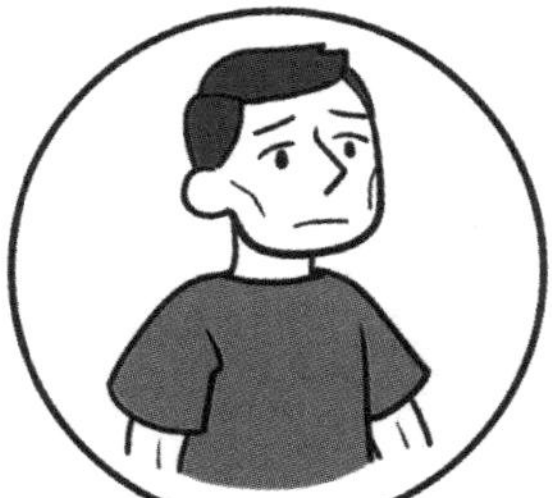

消瘦

淋巴癌的症狀可簡單用「燒、腫、癢、汗、咳、瘦」來記憶，當出現這六項症狀時，應多加注意且及早就診。

Q

# 哪些症狀代表淋巴癌可能復發？

A

獲得完全緩解的淋巴癌病患，應該要持續進行鞏固治療，並按照醫師的建議做定期或是非定期性的全身檢查，不但能夠在緩解期維持良好的預後照護之外，對於及早發現淋巴癌復發跡象，也是很重要的一個環節。

人體的淋巴系統是由淋巴結、管所組成，如果遭受病變，就會造成淋巴系統回流障礙，使得淋巴液聚集在組織當中，導致淋巴水腫。當淋巴癌病患處於完全緩解的狀態時，如果出現不明原因的淋巴結腫大，就必須要有警覺，因爲腫瘤導致的淋巴水腫可能是腫瘤早期復發的跡象。此外，還有出現發熱、盜汗或體重減輕時，也應該要高度警覺是否有復發的可能性。

對於完全緩解的淋巴癌病患來說，定期的追蹤檢查非常重要。定期追蹤檢查不但可以儘早發現任何健康情況的改變，同時還可以在淋巴癌復發時把握時機儘早治療。

定期追蹤檢查的內容，包括詳細的身體檢查、抽血檢查、影像學檢查及其他實驗室檢驗。對於醫師有關健康照護及檢查的建議，淋巴癌患者應該要遵循，臨床上，有不少淋巴癌病患在沒有臨床表現出現之前，因爲透過醫師仔細的檢查，提早發現淋巴癌的復發。

## 淋巴癌的復發跡象

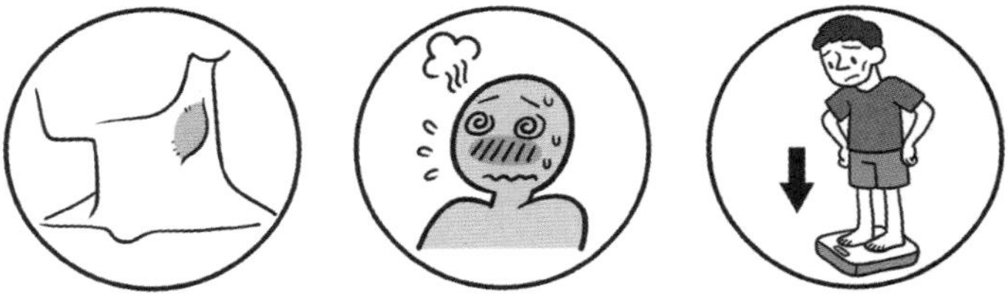

淋巴結腫大　　發熱　　體重減輕

回醫 ⬇ 追蹤

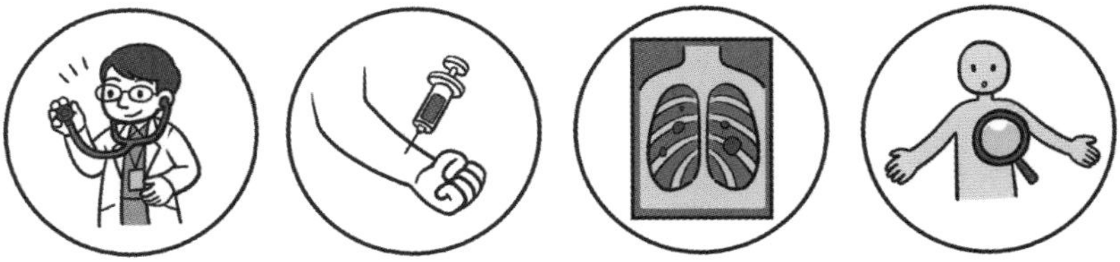

基礎身體檢查　　抽血檢查　　影像學檢查　　其他檢驗

淋巴癌復發不一定會有症狀，因此淋巴患者應定期回診追蹤，才能儘早發現異常。

# 淋巴癌復發後還能再次獲得緩解嗎？

罹患淋巴癌的病患及其家屬，在治療過程中，最擔心的事就是能否治癒，或是能否延長壽命。而在治療告一段落時，則是擔憂病症是否會復發，又該如何做才能降低復發的機率。

如果在經過一連串辛苦的治療後，終於盼到病灶完全消失，之後若又出現復發的跡象，病患本身與家屬必定十分失望，容易失去繼續治療的信心。

就事實而言，淋巴癌復發之後的治療會比首次治療更加複雜，治療的效果也不一定如第一次理想，但這不代表沒有完全緩解的可能。因此如果發現淋巴癌有復發的現象，應當儘快接受治療。特別一提，復發的淋巴癌病患大多對化療藥物已經產生了不同程度的抗藥性，因此，除了需要更換不同的化療處方與藥物之外，常規的化療劑量必然會顯得相對不足，強度不夠。也因此這時候，必須要根據復發後的病情，加重化療的劑量，才能有所幫助。當再次達到緩解之後，若病患的體力許可，一般會建議採取自體造血幹細胞移植，來增加疾病的控制率，並降低再次復發的機會。

## 復發的原因

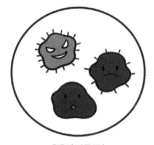

腫瘤類型

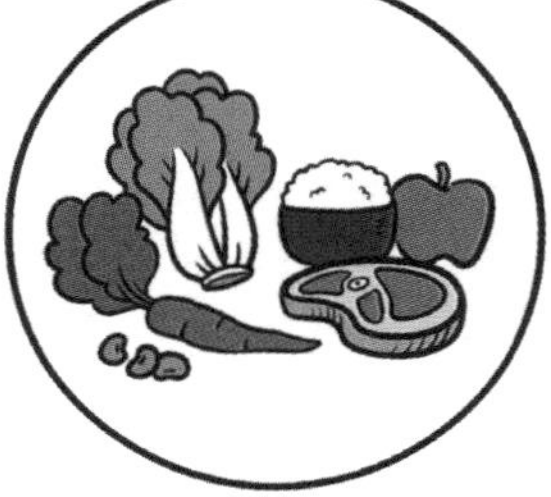
飲食習慣

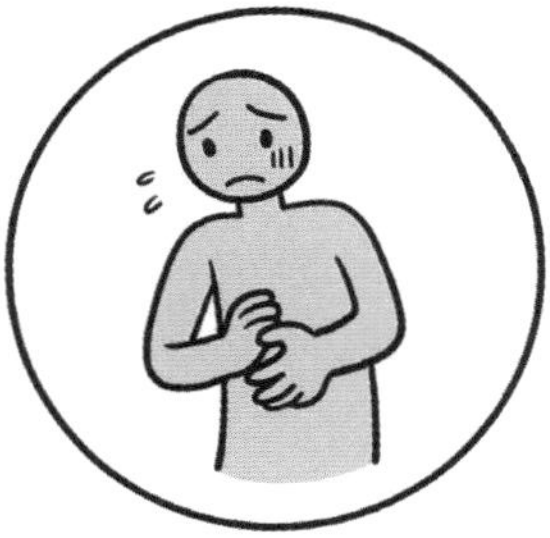
個人體質

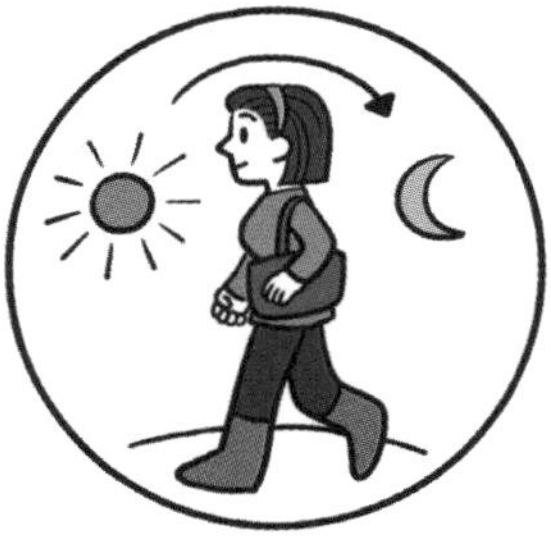
生活作息

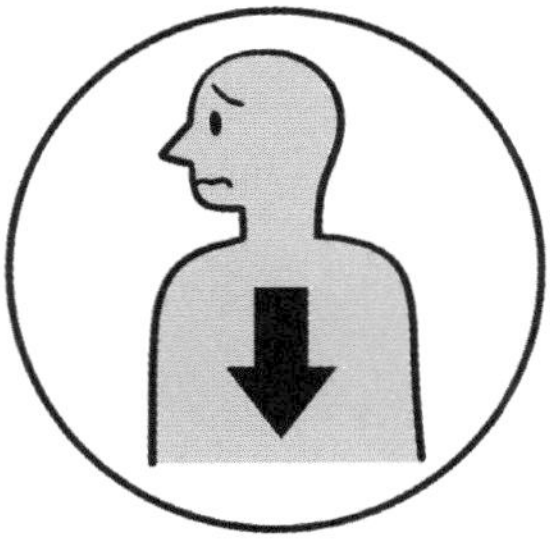
免疫力下降

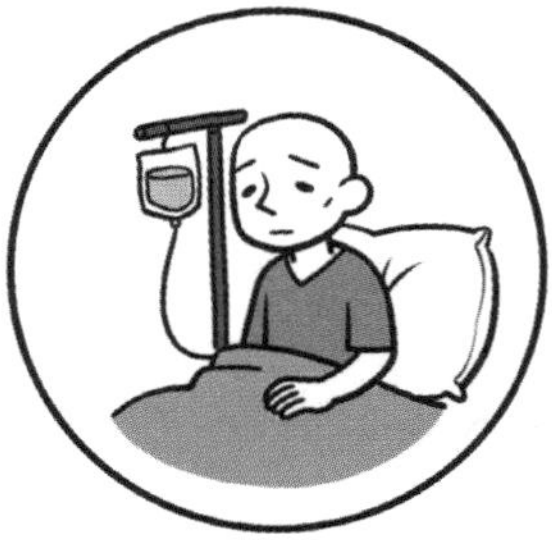
術後護體

復發淋巴癌需加重以往使用的化療藥物，甚至更換藥物，才能促使病情得到緩解。

# PART 3

## 淋巴癌的治療

# Q 目前淋巴癌的治療有哪些方法？

A 臨床醫師選擇治療淋巴癌的方法，主要是在確立診斷和分期之後，根據病患的病況，包括細胞型態、惡性度與臨床分期、年紀及健康狀態來決定適當的治療方式。目前治療的方法主要有放射性治療，簡稱放療；化學藥物治療，簡稱化療；手術治療、造血幹細胞移植以及免疫治療等。

若病灶爲局部性，也就是第一期或是一部分、第二期的病變，治療方式可以採用放療，這是一種以利用高能量的射線殺死癌細胞以達縮小腫瘤。

倘若病變波及全身，亦即診斷爲三、四期以及大部分第二期的淋巴癌病患，治療會以化療爲主。此方法是利用藥物殺死癌細胞。何杰金氏症及非何杰金氏淋巴癌兩者的化療藥物有所不同。

手術切除治療在過去常用於局部性的何杰金氏症，但是因爲療效功能沒有放療來得好，所以現今除了極少數的情況之外，何杰金氏症並不採用手術治療。相對來說，非何杰金氏淋巴癌常因病灶分散，且容易侵犯淋巴結以外的器官，如胃、腸、腎臟等，所以本來便不考慮手術治療。

近期淋巴癌治療中，也採用了造血幹細胞移植的治療方式。若淋巴癌沒有侵犯骨髓，則採用自體造血幹細胞移植。若是腫瘤已經侵犯骨髓，則應該採用異體幹細胞移植。造血幹細胞移植並非大多數淋巴癌患者的第一線治療，其使用的時機主要爲首次復發，經過拯救性化療並達到緩解之後，方可爲之。透過造血幹細胞移植，使受放療、化療損害的骨髓造血功能得以重建，並明顯地提高了治療效果。

除了以上的治療方式，近來興起的免疫治療亦爲難以治癒的病患帶來一線曙光。此治療的原理是利用藥物使病患本身的免疫系統活化，藉此對抗癌細胞，以達到疾病控制的目的。

### 影響診斷的五大成因

- 患者年紀
- 腫瘤惡性度
- 細胞型態
- 臨床分期
- 患者身體狀況

淋巴癌的治療主要以「放療」、「化療」為主，而醫師會根據上述五大項來判別最佳的治療方式。

Q

# 淋巴癌的治癒標準依據為何？

A

一般來說，疾病被治癒的定義就是完全康復、不再復發。但對於淋巴癌病患來說，淋巴癌治癒的標準就是：病患體內所有的淋巴癌細胞被消滅，這包括了全身與局部淋巴結中的淋巴癌細胞，以及轉移到其他器官的淋巴癌細胞。但以目前的醫學技術要做到這一點是非常困難的。

就臨床上來說，有時從表面上觀察，淋巴癌好像是治癒了，但是其實體內還有些零星殘留的淋巴癌細胞，如果病患的免疫力再次降低，或是淋巴癌細胞被其他因素誘導增生，此時淋巴癌病會復發。

因此，根據醫學上針對淋巴癌病患進行五年無病生存率或十年無病生存率的統計來定義，目前在醫學上所謂的淋巴癌治癒，只能說是經過適合的治療，醫師的追蹤觀查之後，淋巴癌病患的陽性徵象完全消失，患者也恢復了正常的生活能力，並且連續五年或以上沒有復發的跡象。

# Q 淋巴癌治療前要做哪些檢查？

**A** 在確定及進行淋巴癌的治療之前，醫師及醫療團隊必須先瞭解病患的狀況，包括以往是否有接觸過化學藥物與放射線的病史，特別是有無藥物過敏史，也稱爲藥物不良反應的經驗，以便觀察治療效果和在治療過程中適時修訂治療策略。因此，在確定治療前，會進行以下幾項檢查：

1. 全面性身體檢查

除了觀察體溫、皮膚與黏膜等表象的現象之外，還要檢查各部位的淋巴結腫大的情形，各臟器如心臟、肺部、肝臟、脾等功能有無異常；此外，也要特別注意可能的感染部位，例如口腔、鼻腔、肛門等。

2. 血液

血液檢查項目包括周邊血液、血液生物化學以及血液病毒抗原與抗體檢測。

周邊血指的是骨髓之外的血液。檢查周邊血液包括一般性血球數量檢查，白血球分類與計數，以及血型檢驗、網狀紅血球細胞等。

血液生物化學檢查的重點爲肝腎功能、血糖、電解質等各項生化指標是否正常。血液病毒抗原與抗體檢測，主要是B型及C型肝炎病毒、EB病毒等巨噬細胞病毒等有關的抗原和抗體檢測。

3. 骨髓檢查

爲了瞭解淋巴癌是否侵犯骨髓，或是骨髓有無其他病變所需要完成的檢查，其中包括一般性抹片及切片、免疫分型，必要時也會進行相關的基因檢測等。

4. 排泄物檢查

包括了尿液及糞便檢查，主要目的是觀察有無微觀之血尿與大便潛血的現象。

5. 放射線

一般會先拍攝胸腔X光片。對淋巴癌患者而言，爲了確定腫瘤侵犯的範圍並決定分期，全身電腦斷層攝影爲必要之常規檢查。

6. 身正子掃描

全身正子掃描爲近年血液腫瘤科醫師常用之檢查項目。利用具有放射線的葡萄糖來偵測全身腫瘤分布的範圍，方便又準確。近年常有醫師用以取代全身電腦斷層攝影，來作爲疾病分期的主要依據。

## 淋巴癌治療前會面臨的檢查

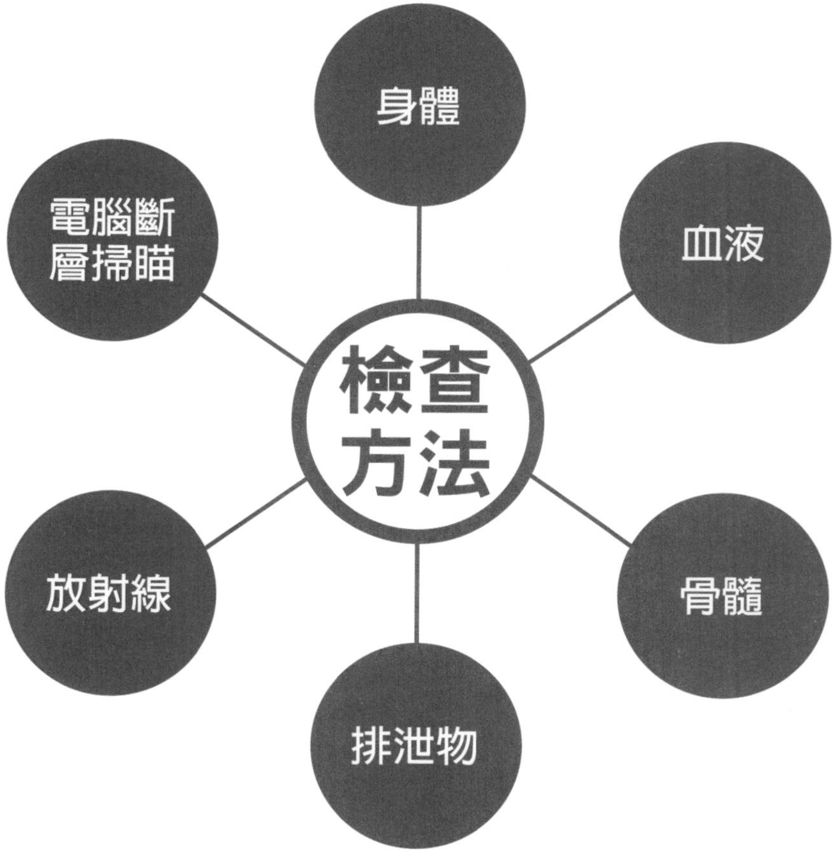
身體
血液
骨髓
排泄物
放射線
電腦斷層掃瞄
檢查方法

充分瞭解病患的狀況，醫師才能擬定合適的治療方案。

# Q 什麼情況下淋巴癌可進行放療？

A 使用放射性治療來對抗惡性腫瘤的方式沿用至今已經有幾十年，而且近年來，由於臨床治療經驗累積，以及醫療設備的進步，放射性治療也演變爲獨立的醫學專科，稱爲放射腫瘤學。目前臨床上統計，惡性腫瘤的患者中，約有百分之七十需要採取放療。對淋巴癌來說，針對局部性的何杰金氏症而言，放療占了重要的角色，亦強烈影響病患痊癒的機會。但是在全身性的何杰金氏病或是所有的非何杰金氏淋巴癌，放療都屬於輔助的治療方式，主要常用於巨大腫瘤（大於五~七公分）或是化療難以到達之處的淋巴癌，如中樞神經系統或是睪丸等。

放療的原理是透過放射治療機照射腫瘤部位，利用治療機產生各種功能的射線，使淋巴癌細胞的DNA發生缺損而變性，造成淋巴癌細胞損傷或是死亡，達到腫瘤治療的目的。

醫師會根據以下幾個因素，來確認淋巴癌病患是否適合接受放療治療，此外，也藉由以下因素來評估放射性治療照野的範圍與照射劑量：

1. 淋巴癌的原發位置，或是侵害的部位

2. 淋巴癌的惡性度爲何，還有淋巴癌組織的型態
3. 淋巴癌侵犯範圍程度
4. 接受放療的目的爲緩解或治癒
5. 使用化療藥物是否有達到治療的效果

但是，並非所有的淋巴癌患者都適合進行放療。如果淋巴癌屬於中、晚期，侵犯範圍太大，或是病患出現大量胸水、腹水的症狀，合併心、肺、肝及腎臟功能產生障礙，此類淋巴癌患者大部分都不能接受放療；另一方面，若是經過根治性治療後出現局部復發，這類狀況則需要醫療團隊根據病患的情況來決定放療的必要性。

### 評估放射量的因素

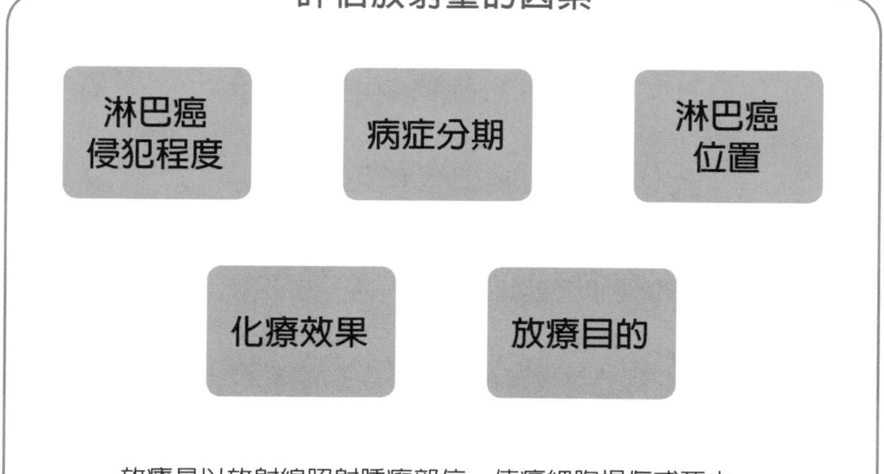
淋巴癌侵犯程度
病症分期
淋巴癌位置
化療效果
放療目的

放療是以放射線照射腫瘤部位，使癌細胞損傷或死亡。

# Q 放射線治療的常見類型？

A 放射性治療的過程中，放射線在殺死癌細胞的同時，也會對周圍正常的細胞組織產生損害，因此，在淋巴癌病患接受放療的過程中，醫師必須除了要求能夠消滅最大量的惡性癌細胞之外，也要盡最大的努力來保護正常的組織細胞。到目前爲止，醫學上已經有一些有效力的防護技術與設備如下：

1. 放射線防護劑

醫學研究上正努力研發各種可以保護正常組織細胞免於放療損害的防護劑，目前國外有一些藥物正在使用中。

2. 質子治療

質子照射的原理是透過優化設計，由電腦控制治療床、機架旋轉以及多葉式光欄等，運用立體的技術以質子射線動態照射，進行消滅腫瘤細胞的過程。由於質子照射的設備技術複雜，而且價格很高，目前國內只有少數醫院具備此項技術，因此還不能廣泛地被應用。

3.三度空間電腦治療計畫系統

優化設計的治療方式可將高劑量區集中在病灶的位置上。相對地，周圍正常的組織和器官所接受到的放射劑量就會大幅降低，因此得到理想的保護。這項技術的重點在於定位與治療設備上，需要有先進的儀器才能達成。

4.其他方案

目前的放射性治療機器上都配備有先進的防護措施與裝置，例如，各種重金屬擋塊、各種限束裝置等各種優化設計、定位，臨床上也都有確實的效果。

放射線療法示意圖

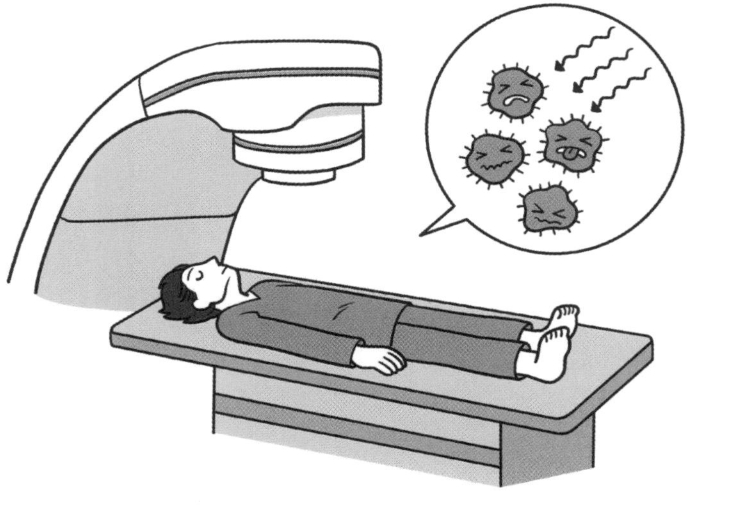

放射療法在攻擊癌細胞的同時，也會對周圍正常細胞產生影響。

# Q 淋巴癌病患放療前需要做什麼準備？

A

許多淋巴癌病患對於放射性治療有許多迷思以及顧慮，也由於瞭解不夠，有些病患會放棄放療，因此耽誤治療的時機。在接受放療前，除了觀念上的澄清外，病患也應該做好接受放療的心理與身體上的準備，並積極地配合治療，以達到最好的效果。

淋巴癌病患的身體狀況會直接影響病患對於放射治療的耐受性，因此，有些症狀是必須要注意的，例如：貧血、白血球與血小板低下的病患，可以先將其矯正；身體部位有感染或是發炎者，應該要先行治療；營養不足的病患，則要積極補充營養，包括靜脈注射營養劑等。

當進行體表的放射性治療時，保持局部清潔很重要；在頭頸部的放療如果涵蓋口腔，就要保持口腔的清潔，並且事先將不健康的牙齒拔除；在治療過程中如果有引流管，要注意保持暢通；如果病患併發有甲狀腺功能亢進、減退，或是活動性肝炎、開放性肺結核及糖尿病，則須將病情控制在安全範圍內後才能進行放射性治療。

## 放療流程

STEP1 專科醫師會診評估

STEP2 安排各項檢查

STEP3 製作放療所需的固定模具

STEP4 電腦斷層定位

STEP5 規劃治療計畫

STEP6 教育患者照護事宜

STEP7 安排治療時間

在進行放療前，會展開一連串的術前評估，以便患者瞭解治癒過程，避免造成恐慌。

Q

# 淋巴癌病患在放療時可能遇到的情況？

A

在接受放療時，淋巴癌病患應該要聽從醫師與技術人員的指導，平躺在治療床上時，應躺平並且維持正常的呼吸。雖然已經有多次放療經驗的病患可以從放療機發出的蜂鳴聲知道機器是否開始或是停止治療，但是仍應該要聽從醫技人員的指示，保持醫技人員要求的體位，在醫技人員進入治療室靠近治療床之前，千萬不要擅自下床或離開。

正常的情況之下，每一次的放療過程，不論是機器的劑量或是治療的時間應該都是一樣的，但是因爲放療機是結構複雜的精密儀器，有時會因爲閘流管加熱時間的長短、濕度、溫度等因素的改變，引發放療機的安全連鎖機制遭到啓動，造成停機。這樣的狀況之下，放療機必須等待造成停機因素或是參數恢復正常之後，才能再次開始運作，因而影響了放療的時間。

此外，醫療團隊針對淋巴癌病患的實際需要，也會對放射劑量進行調整，這個因素也會造成放療時間與治療次數有所改變。

如果在接受放療的過程中，有機器故障或是停電等情況，病患應保持體位不要驚慌，等待技術員處理。一般來說放療機很快就會恢復正常運轉，繼續放療治療；但是如果必須暫停治療，病患也要等待技術員進入機房協助病患下床且一起走出治療室。

## 無法繼續進行放療的類型

- 紅、白血球及血小板過低者
- 血液檢查異常
- 健康狀況不佳者
- 照射部位引起皮膚炎
- 放射部位發炎
- 意識不清者
- 嚴重吞嚥困難
- 大小便異常
- 頻繁腹瀉

放療後患者出現以上症狀，醫師多半不建議繼續接受放療。

# Q 放療為什麼能緩解淋巴癌的疼痛？

A

當淋巴癌侵害到組織器官並造成壓迫，或是癌細胞侵犯神經系統或是骨骼時，病患就會出現劇痛，此時往往規律地使用止痛藥也無法克制疼痛，若是在使用高量的麻醉性止痛藥仍無法有效控制疼痛時，醫護人員會考慮採用放射治療來緩解疼痛。

如果是淋巴癌本身造成的疼痛，利用放射治療使淋巴癌體積縮小，使侵犯的範圍較少，就可以達到緩解疼痛的效果。此外，如果因爲腹腔淋巴癌引起的泌尿系統阻塞或是消化道阻塞、甚至縱膈腔淋巴所引起的上腔靜脈症候群等造成的壓迫疼痛，皆可經由放療來達到緩解。

另一方面，由於淋巴癌細胞侵害至骨骼部位所引起的疼痛，或是後腹腔淋巴癌侵及後腹壁神經時的疼痛，放射性治療也有止痛的效果。

約有百分之九十的癌性疼痛在接受放療之後，可以得到不同程度的緩解，尤其以淋巴癌的骨骼成效最好，緩解率可以達百分之七十。因此建議骨骼侵犯的病患，若疼痛部與骨掃描所發現的骨骼侵犯部位一致時，醫師便可以跟家屬溝通後，嘗試採用放療。

爲了使淋巴癌病患能夠提高生活自理的能力，改善生活品質，一般來說，給予中等劑量的放射性治療，都可以緩解病患疼痛的症狀。

## 放療的術前準備

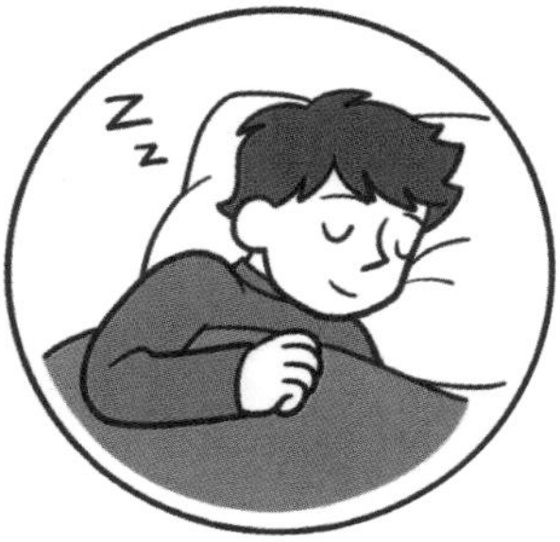

充分睡眠

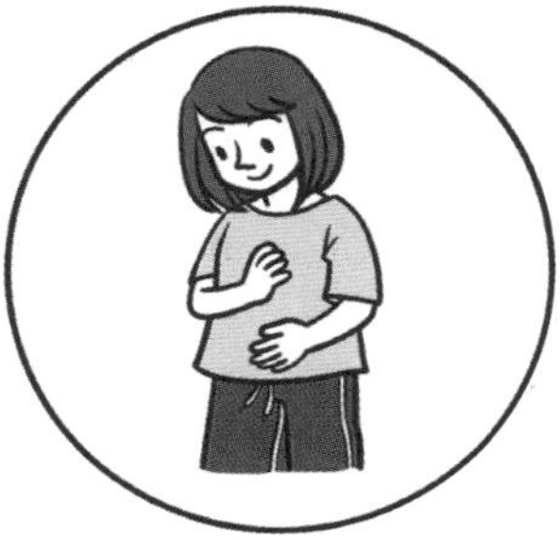

穿著舒適衣物

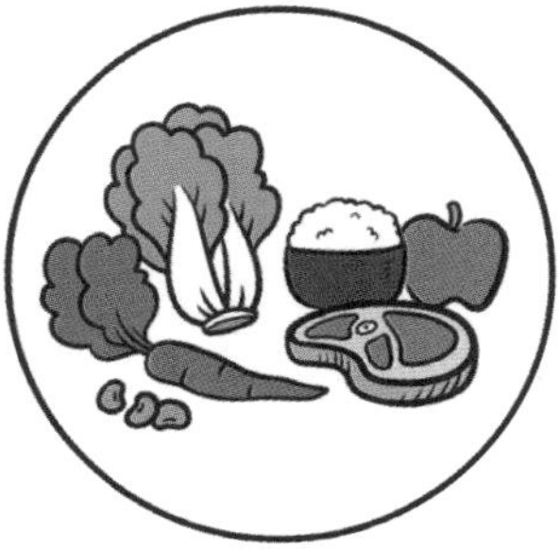

補充適當營養

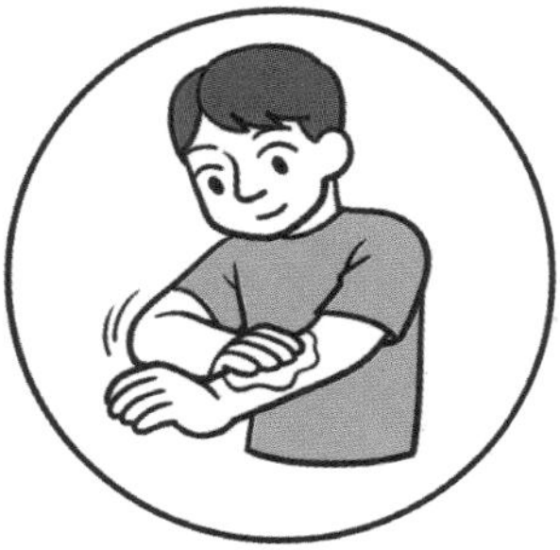

皮膚照護

在治療過程中，身體會消耗許多能量，因此病患一定要充分休息。

# Q 放射治療會對淋巴癌病患的免疫功能產生影響嗎？

A 淋巴癌病患因爲淋巴癌本身造成身體免疫系統的破壞，因此病患的免疫力就會降低。針對放射性治療是否對淋巴癌病患的免疫功能造成影響，應該視放療範圍而定。除了淋巴癌造成的原因之外，如果病患在接受放療時，放療的位置接近某些器官，例如胸腺、胸骨或是腸骨等，病患在放療之後，就會有免疫球蛋白及白血球數量下降的情形，造成病患抵抗力變弱，容易併發感染；但是如果放療位置是在四肢或是腦部，則對於病患的免疫功能就沒有太大的影響。

如果醫療團隊發現淋巴癌病患出現免疫功能下降的情形，應該視實際狀況給予白血球生成素，或是採用預防性抗生素。

接受放射性治療的淋巴癌病患，應該儘量避免進出公共場合，減少受到外來病菌感染的機會，如果免疫力的情況很不佳，還有必要將病患隔離或是施行無菌監護。

## 提高免疫力

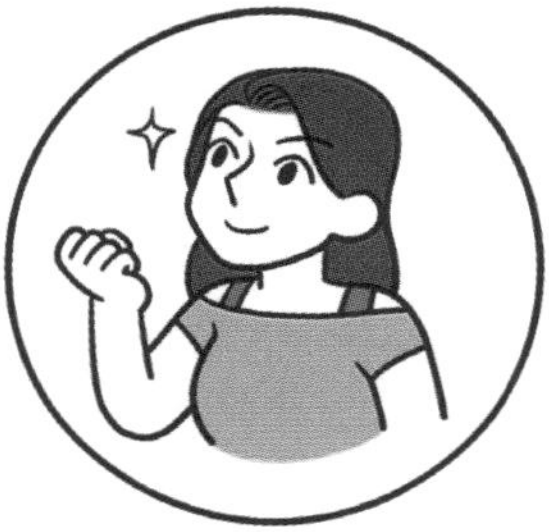
樂觀心情

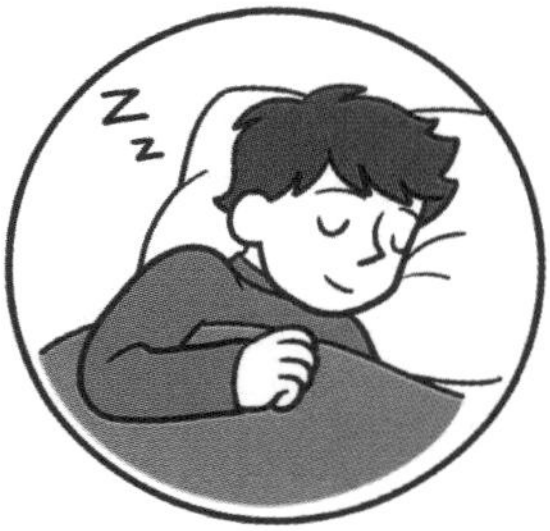
充足睡眠

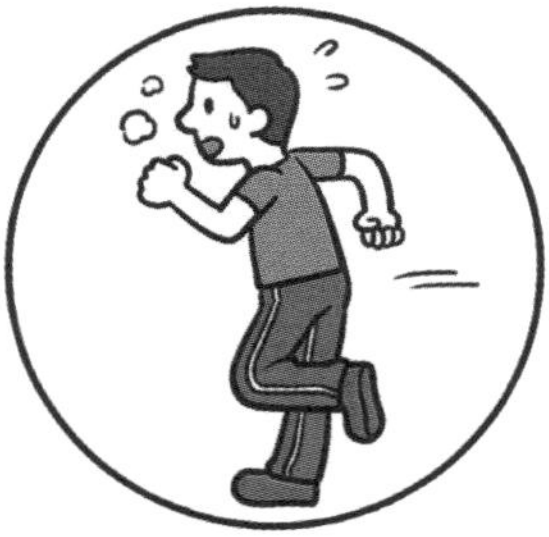
多多運動

限制飲酒

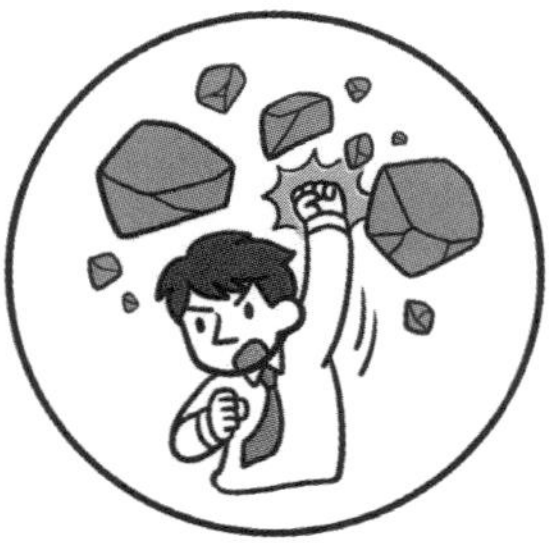
避免壓力

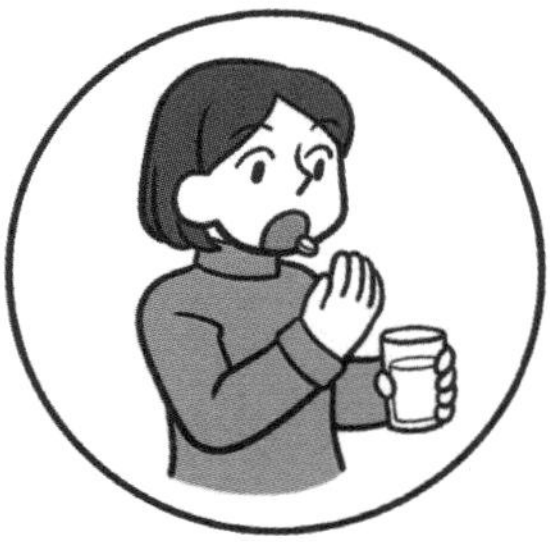
補充維生素

提高免疫力可有效阻礙外在病菌入侵。

# Q 淋巴癌病患放療期間應注意些什麼？

A 淋巴癌病患在接受放療期間，除了保持心情的平穩、盡力配合醫師的治療規劃之外，還有幾點要注意：

1. 對於放療照射部位的照護

醫師會根據腫瘤的位置、大小以及鄰近組織受侵犯的實際情況確定放射線照射的範圍，也就是所謂的照射野。醫師通常會在病患身上標記定位點，並依此決定照射的位置；並且隨著病情的變化，會針對照射野的範圍及部位會作調整。在每一次施行放射治療之前，技術員也會核對定位點，並且計算好劑量。因此淋巴癌病患應該要保護定位點的標記，保持乾燥且不要輕易洗掉，也不要用指甲搔抓，也要避免在照射部位塗擦任何藥物、化妝品、清潔劑，或是未經過醫師同意貼上膠布，以免在施行放療時出現差錯。

2. 注意飲食的營養

臨床上證實，經過放療之後，淋巴癌病患的身體會出現免疫力較低，元氣損耗的症狀，因此，放療中及放療後要加強淋巴癌病患的營養。故在食物中，應多攝取高蛋白質及高熱量的食物，但是應該要避免水果、未煮熟的蔬菜、生雞蛋以及其他生食；此外，如果醫師沒有特別禁止，每日應該多攝取水分，幫助細胞排除廢物。

### 3.保持腔道清潔

身體各部位與外界相通的腔道，是病原體容易入侵身體之處，在接受放療時因抵抗力降低，應該要特別注意這些腔道的清潔，特別是放療照射的範圍涵蓋這些腔道時更要小心。如果該部位發炎情況較嚴重，爲了減少腫瘤表面的分泌物，可以適當地給予抗生素，來減輕局部的症狀。還有，接受頭頸部放療的病患要注意口腔衛生，減少感染，並且在放療之後的兩年內不可以拔牙，以免傷口無法癒合而引起骨髓炎。

# Q 淋巴癌病患放療後應注意些什麼？

A 淋巴癌病患在接受放療之後，有些病患可以得到根治或是緩解，但也有一部分的病患會在一定時間後復發。所以，為了達到預期的生存期，在放療過後，也要特別注意觀察與保養。

1. 按照醫師的安排定期追蹤複診。
2. 避免照射部位受到化學或物理刺激，定期清潔照射野。如果發生放療部位局部傷口癒合困難的情形，應該經過觀察評估，確認是復發或是放射反應。必要時應考慮切片檢查以確診。
3. 注意保養身體的生理功能，飲食攝取以容易吸收消化的高養分食品為主。
4. 按照醫師的指示，積極治療放療的副作用與後遺症，使病患能夠恢復正常生活。

## 放療四大法則

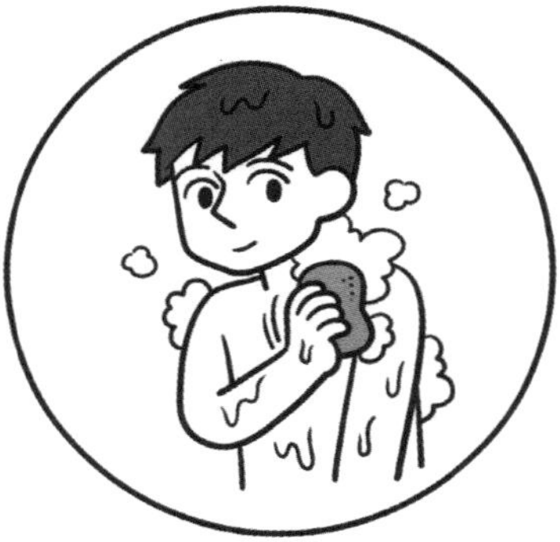

定期清潔照射部位

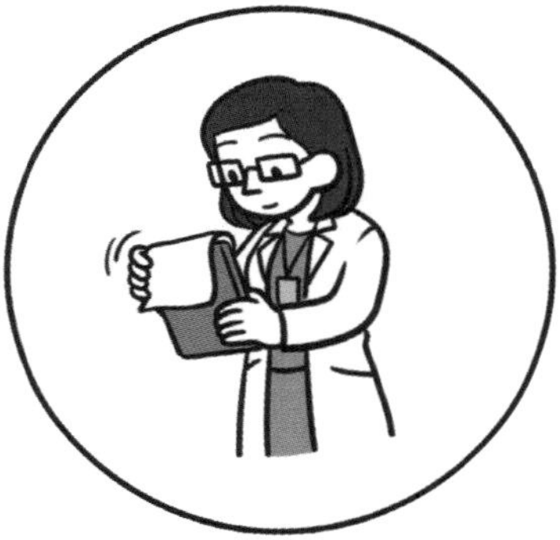

定期回診追蹤

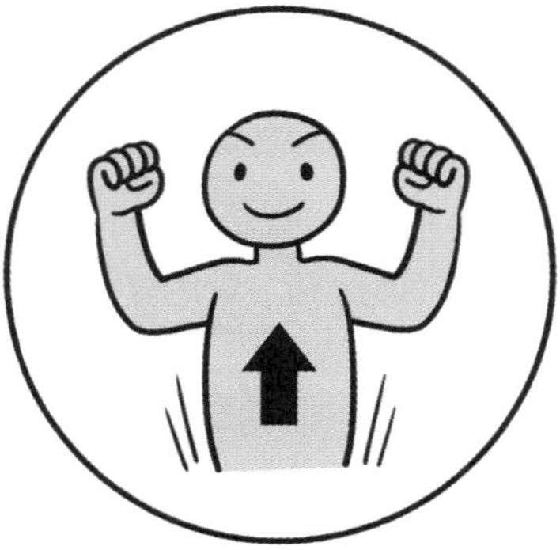

提高身體免疫力

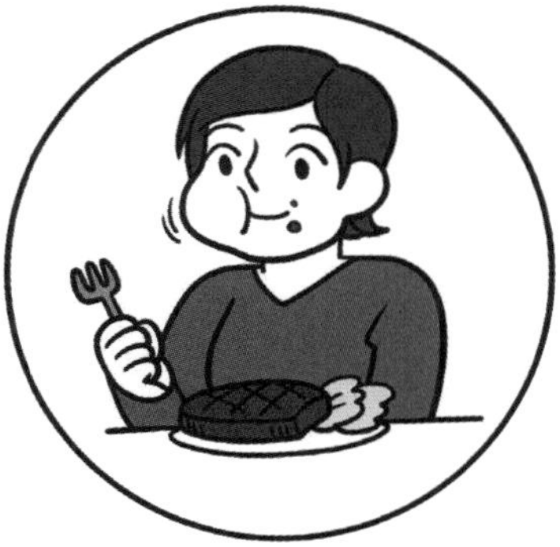

保養身體

放療並非百分百根治癌症的方法，需定期回診追蹤，以避免疾病復發。

Q

# 淋巴癌病患如何預防放療常見的併發症？

A

放療一般最常見的副作用，包含皮膚反應、口腔黏膜破損、骨髓抑制、胃腸道反應、疲倦、厭食等，防治的方法如下：

## 1.皮膚反應

經過放射治療之後，放射野的皮膚容易出現局部反應，依照嚴重程度分可爲四級。I級的表現爲放射部位出現皮膚紅斑、乾性脫屑、色素沉澱、搔癢；如果到達III級，皮膚表面會出現局部潰爛，此時應密切觀察其變化，必要時則應停止放療。

對於放療後的皮膚護理，主要是保持放射野皮膚的清潔、乾燥，避免穿著緊身、質地粗糙的衣物或是貼膠布；避免日曬或進入含氯或是海水的游泳池中；局部的冷敷有助於疼痛的緩解。如果有用藥的需要，應該經過醫護人員指示，不可自行塗抹藥品。

## 2.口腔黏膜破損

經過放療後的淋巴癌患者可能會發生不同程度的口腔黏膜破損與進食困難的狀況，

而且包括了腮腺、舌下腺及口腔口咽的唾液腺會受到不同程度的損傷，導致唾液的分泌量減少；因爲漿細胞受損，唾液變得黏稠，導致唾液原有的殺菌作用減弱，而口腔中的pH值也會因放療而改變。

因此，對於淋巴癌患者來說，保持良好的口腔衛生是最基本的條件和要求，進食後用軟毛牙刷輕輕地清潔並經常漱口，可以降低感染的機會。此外，要注意避免抽菸、喝酒以及刺激性強的食物。

## 3. 骨髓抑制

若放療的照射範圍包含具備造血功能的胸骨或腸骨等，則會造成骨髓功能的抑制，因此開始接受放療的淋巴癌病患，每週應該固定檢查血液一次，密切觀察白血球的變化。嗜中性白血球是人體防止微生物入侵的第一道防線，如果它的數量下降，表示患者抵抗力變弱，就會提高人體受到感染的危險性。此時，爲了避免外因性感染與曝露於高感染風險的情況，醫師應該囑咐患者避免前往公共場合，病患的親友也應儘量減少探訪。必要時就必須將病患隔離，並給予預防性的抗生素。除了避免受到感染之外，發生骨髓抑制的淋巴癌患者，飲食上要注意避免生食，經常洗手，充分休息並且保持規律的生活與適度的運動，如果遇到體溫連續兩次高於攝氏三十八．三的情況，就要儘快就醫。

### 4. 胃腸道反應

放療的過程中，淋巴癌患者可能會出現噁心、嘔吐、食慾減退等胃腸道反應，在平日飲食上的護理，應該要採少量多餐，並注重飲食的營養成分，以清淡、容易消化的食物爲主。同時，應兼顧到色、香、味以促進患者的食慾。如果遇到患者有嚴重嘔吐、噁心的情形，就要及時聯繫醫護人員，針對症狀做緊急處理。

## 常見的放療副作用

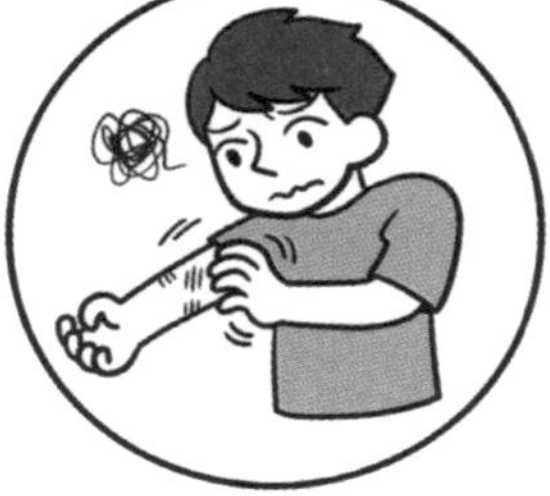

皮膚發癢乾燥

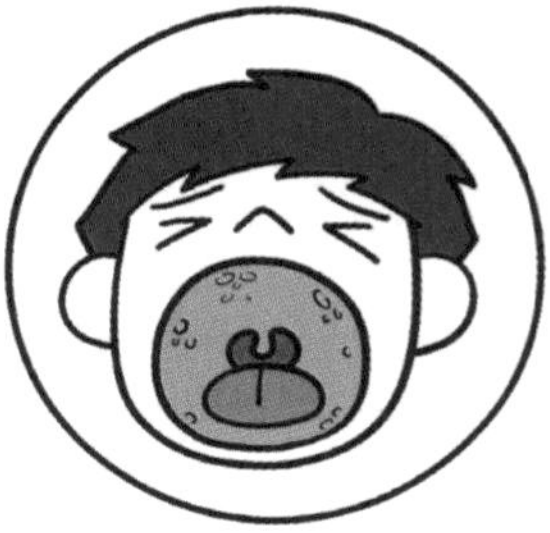

口腔潰爛

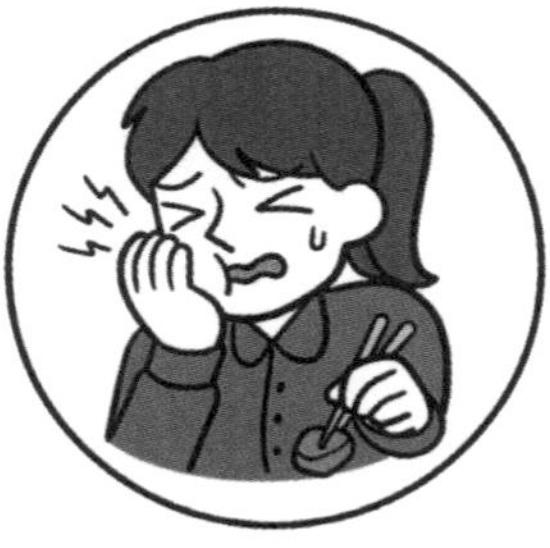

進食困難

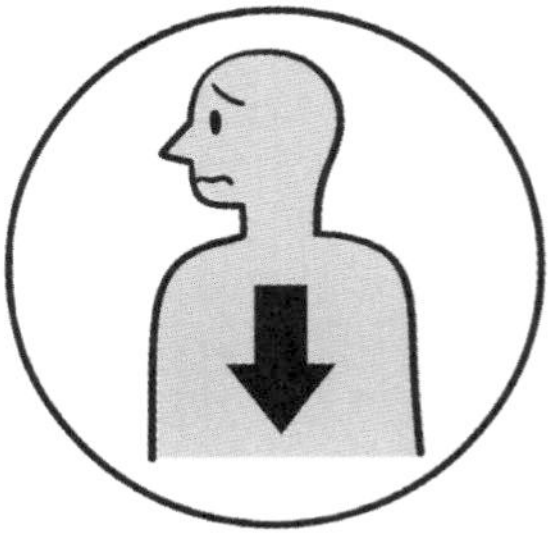

抵抗力下降

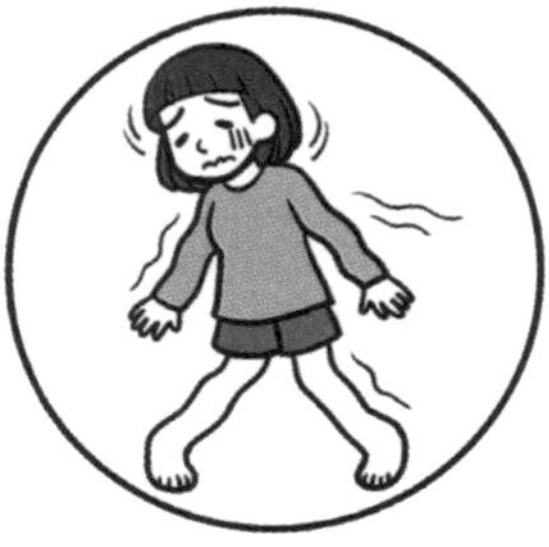

噁心乏力

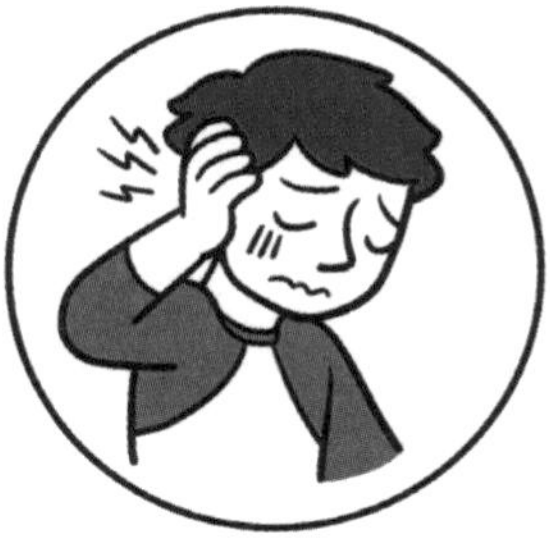

頭暈

通常放療引起的副作用與以下四個因素有關：體質、照射部位、照射累積劑量、照射範圍。

Q

# 為什麼淋巴癌要進行化療？

A

淋巴癌的化療就是透過一定的途徑，例如靜脈注射、肌肉注射或是口服方式，應用化學藥物來殺死或抑制人體內的淋巴癌細胞，達到臨床上緩解亦即腫瘤的消失，以提高淋巴癌病患的存活率。

化療的處方，已經從單一藥物的使用進展到數種藥物同時應用的聯合治療。這些化療藥物當中，有些是使用化學人工合成，有的則是從其他天然物中提煉出來的化學成分，例如抗代謝藥物、抗生素類的抗腫瘤藥物等。大多數的淋巴癌病患採用化療的方式，就可達到治癒的結果。但是化療目前尚有幾項缺點，例如毒性較強、對淋巴癌細胞的選擇性抑制有限、容易引起心臟毒性副作用等等，約有百分之五的病患因爲接受化療引起生命危險。因此，醫師在診斷時，除了瞭解病患所罹患的是哪一種類的淋巴癌之外，並評估病患的年齡、健康體能狀況、心肺功能等之後，再行決定採用何種化學藥物治療，同時需注意化療所產生的副作用，才能使病患獲得最好的療效。

## 化療的五大目的

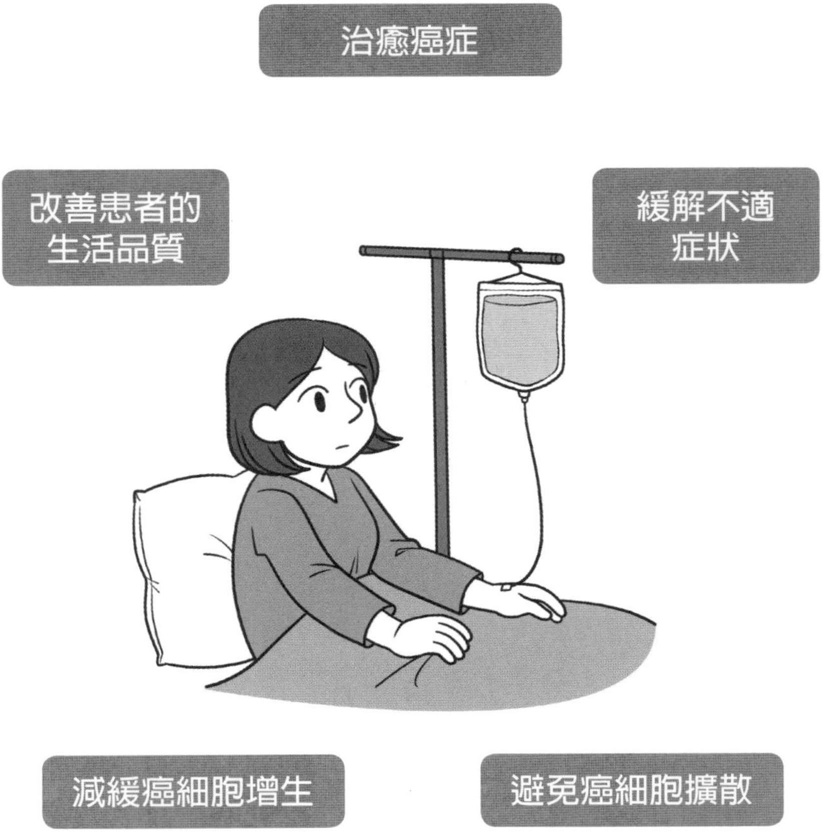


化療會透過靜脈注射、肌肉注射、口服等方式將化學藥物輸入體內，藉此抑制患者的癌細胞。

# Q 淋巴癌常用化療藥物有哪些？

A 在接受化學藥物治療之前，醫師會經由檢驗進行確認，選擇適合的化學治療藥物。化療藥物分爲兩大類：細胞週期特異性藥物和細胞週期非特異性藥物。

此外，治療淋巴癌常用的化療藥物還可根據化學結構、作用特點分成以下幾類：

1. 激素類

常用的有腎上腺糖皮質激素（Glucocorticoid, 腎上腺皮質激素），prednisone、Methylprednisolone、Dexamethasone 等。

2. 抗生素類

常用的有小紅莓以及小藍莓。小紅莓在臺灣常用的有 Doxorubicin 又稱 hydroxyldaunorubicin、多柔比星，商品名稱是 Adriamycin）以及 Epirubicin。小藍莓則是 Bleomycin（又名博萊黴素）的俗稱。

### 3.生物鹼類

常用的有 Vincristine 和 Vinblastine 和 Vinovelbine 等。

### 4.抗代謝類

常用的有 Methotrexate、Cytarabine（或稱 Cytosine arabinoside）、Etoposide（又名 VP-16）等。

### 5.烷類基畫藥物

常用的有 Cyclophosphamide、Carmustine-、Melphalan 和 Chlorambucil 等。

### 6.其他

Cisplatin、Procarbazine、Mitoxantrone Hydrochloride 等。

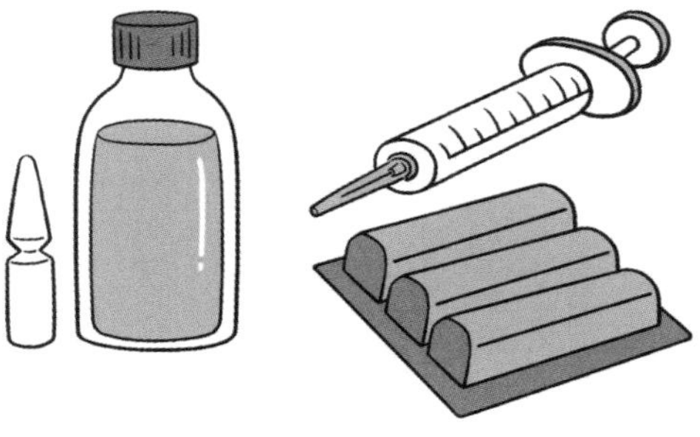

# Q 何謂藥物拮抗作用？

A 在進行淋巴癌的化療時，如果聯合使用兩種以上的化療藥物，得到的效果卻比使用單一藥物的療效更差，這就是所謂的化療藥物拮抗作用。拮抗作用發生的原因，常常是因為藥物的作用機轉雷同或是他們都有共同的作用機制或是分子，造成彼此的競爭而使功效降低。另外，藥物使用的先後順序也有關係。因此在臨床研究上，藥物拮抗作用是一項不可忽視的關鍵。

舉例來說，動物實驗和臨床實際經驗都發現 Methotrexate 與 Florouracil 這兩種化療藥物對淋巴癌的療效都不錯，但是當兩者同時使用時，化療的效果卻比單一種藥的療效還低，這就是發生拮抗作用。由此可知，在化療上不可以任意將藥物進行組合，必須要按照我們已知的化療處方來進行給藥，因為這些處方模式先前都經過縝密的臨床試驗來證實療效。當然，在面臨多重抗藥性或是反覆復發的患者，標準的化療處方通常已經無效，這時需要臨床醫師自行組合藥物，因此便要特別小心藥物的拮抗作用。

## 拮抗作用的類型

**藥物拮抗作用** → 使用兩種以上的藥物進行治療，效果卻比單一藥物還差

- 化學性拮抗：藥物併用所引起的中和化學反應
- 生理性拮抗：藥物對理系統引起相反作用
- 藥理性拮抗：藥物合併使用而使其效果降低
- 生化性拮抗：藥物間相互抑制或使其轉化，而使藥效減弱

藥物拮抗作用會對患者產生莫大影響，因此化療需按照聯合化療的處方，也需有高度警覺性。

Q

# 淋巴癌病患化療時為何要數種藥物聯合應用？

A

治療淋巴癌的時候，醫師常將數種化療藥物同時或是有先後順序地組合起來運用，這就是所謂的聯合化療。聯合化療與單一藥物化療相比，具有以下優越性：

1. 預防或治療腦轉移

大多數淋巴癌的常見化療藥物無法進入腦內，因此如果淋巴癌轉移至腦部，或是有高度的風險會產生腦轉移，單一藥物化療就無法達到預防或治療腦轉移的效果，所以必須藉由聯合化療，讓處方中的某些藥物可以到達腦部，才能夠降低淋巴癌顱內轉移或是復發的可能性。

2. 減少副作用

化療的效果與給予的劑量相關，一般來說，給予的劑量愈高，效果愈好。但是化療藥物都具有毒性，所以一旦爲了療效而提高劑量，勢必增加毒性，使病人承受更大的副作用。而採用聯合用藥的方式，可以使每個藥物的劑量降低，並維持適當的治療效果。

### 3.減少耐藥性

長期使用同一種化療藥物，會使得淋巴癌細胞產生突變並發生耐藥性，降低治療的效果，如果採用聯合用藥的方式，便可以減少耐藥性的問題。

### 4.提高治療效果

聯合用藥在癌細胞增生週期不同的階段中可以分別發揮作用，運用不同作用原理的藥物做聯合治療，可以提高殺滅淋巴癌細胞的功效。

給藥的順序和療程可按照細胞增生週期原理，使淋巴癌細胞同步化，提高另一種對其敏感的藥物之療效，以達到清除更多的腫瘤細胞，並給正常細胞以恢復的機會。

**聯合化療的優點**

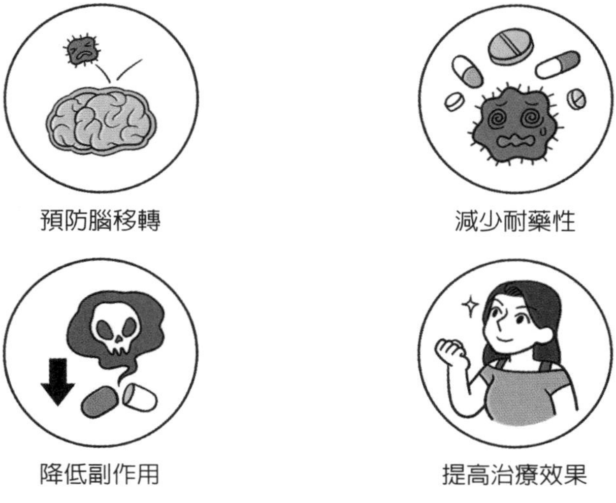


聯合化療比起單一用藥有明顯的優越性，因此目前癌症治療多採用聯合化療。

Q

A

# 化療無法徹底消滅淋巴癌細胞？

根據臨床經驗，化學藥物治療的方式無法完全消滅淋巴癌細胞，原因如下：

1. 腫瘤細胞的增生是按指數方式進行，依照目前化療藥物的使用方式，是根據一級動力學原理，也就是說，一定劑量的化療藥物，只能消滅一定百分比的淋巴癌細胞。此外，還必須考慮藥物毒性會傷害正常組織細胞的問題，所以化療必須有間歇期，好讓正常的組織細胞可以喘息復原，可是在這期間淋巴癌細胞就有可能繼續增生。因此，使用化療藥物要達到完全消滅淋巴癌細胞的效果，目前是無法達到的。

2. 淋巴癌細胞分爲增生細胞和休眠細胞。所謂的休眠細胞，意即細胞進入靜止狀態，完全不進入細胞循環，也不進行細胞分裂。如前所述，化療藥物是在癌細胞進入細胞循環及分裂時方能對腫瘤細胞進行毒殺，所以化療藥物對於休眠狀態的淋巴癌細胞多是無效的。

由以上的論述可以得知，如果單獨應用化療藥物很難將淋巴癌細胞徹底消滅，達到治癒的效果。但是在臨床上，有不少病患在經過化學治療之後即可達到長時間的緩解，甚至是痊癒，據推測是與病患的免疫功能有關。也就是當體內的淋巴癌細胞減少至一定程度之後，體內的免疫細胞可以將殘餘的淋巴癌細胞清除，進而達到痊癒。

## 淋巴癌的治療

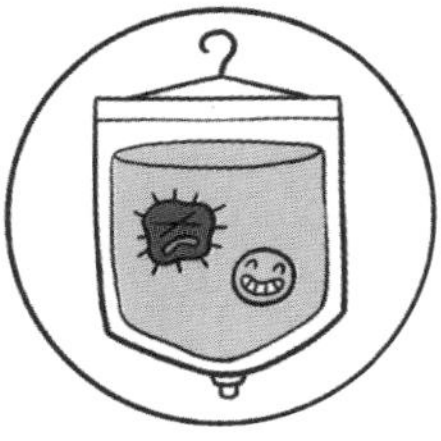
生化治療

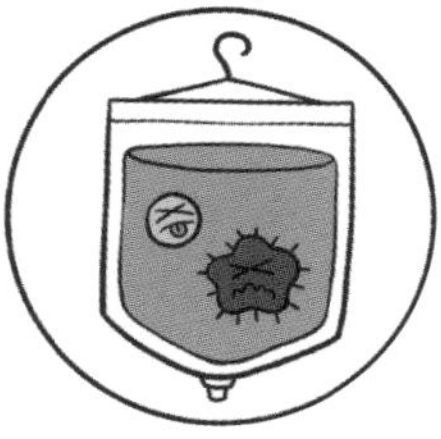
化學治療

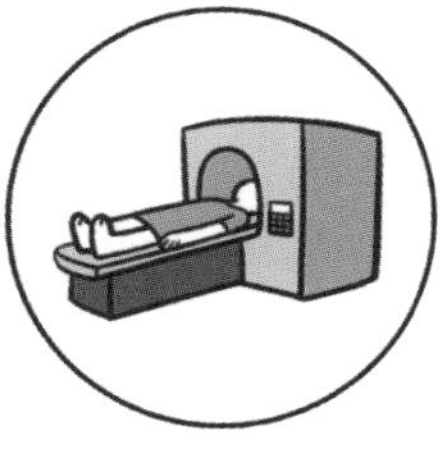
放射治療

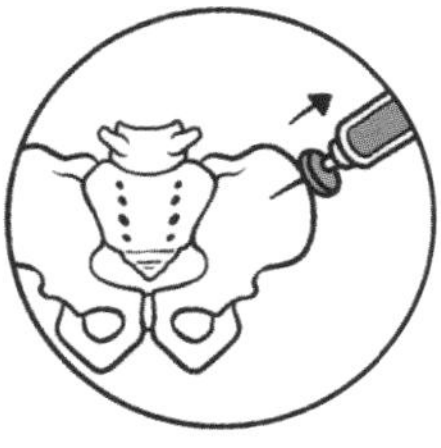
骨髓移植

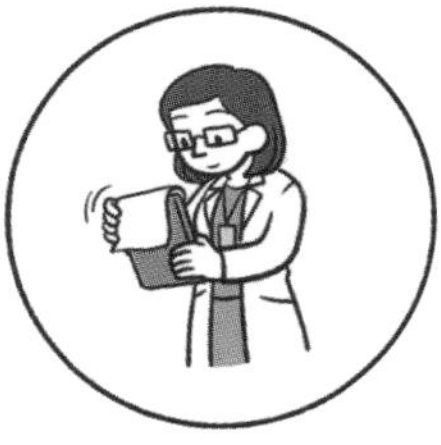
追蹤觀察

治療淋巴癌的方法很多，通常會依淋巴癌類型、淋巴癌分期、病患的健康狀況來制定。

# Q 造成淋巴癌病患化療失敗的可能原因？

A 如果經過化療之後，淋巴癌病灶沒有消失或是縮小，這樣的化學藥物治療就算是失敗。而導致化療失敗的原因，有可能是：

1. 病人自身的狀況很差，例如營養狀態不佳，無法耐受正常劑量的化療，所以在治療過程中必須減量，造成療效不佳。
2. 化療中出現周邊白血球數量明顯降低、肝腎功能損害等嚴重副作用，導致化療必須暫緩或停止，讓癌細胞得以喘息，影響療效。
3. 淋巴癌細胞對化療藥物產生抗藥性。
4. 淋巴癌病人因爲接受化療導致噁心、嘔吐等副作用，因此病患會因爲過於痛苦，在未完成化療之前就自行中斷化療，因而導致化療藥物沒有達到預期的效果。

導致化療失敗的原因當中，有些是可以提前避免或是及時修正的，醫師隨時都可以按照當時情況調整或更換化療方案等。但是未跟醫師討論之前，建議淋巴癌病人不要自作主張停止化療。

## 化療失敗常見原因

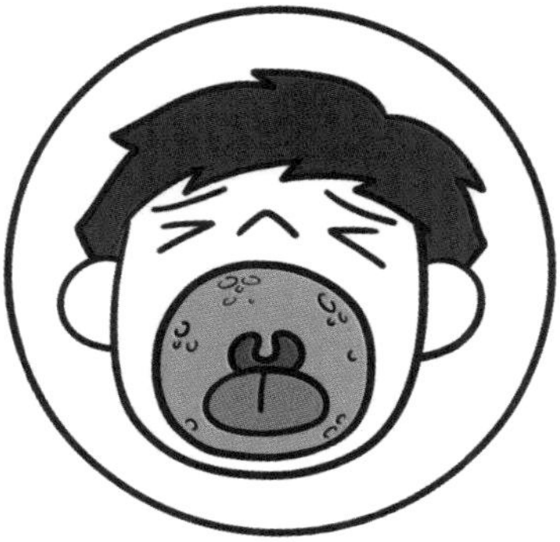

患者健康狀況差勁

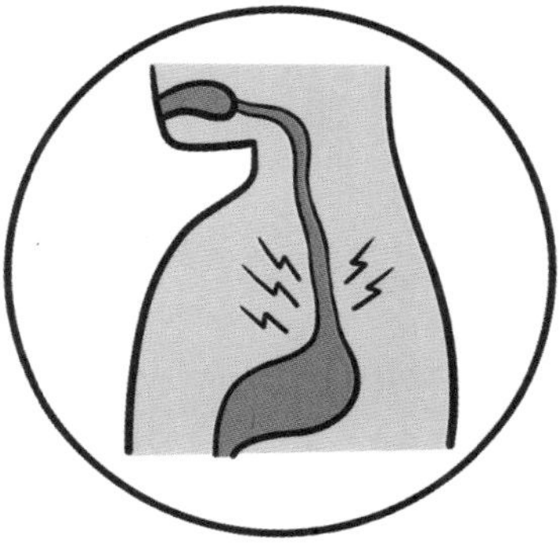

生理具有嚴重副作用

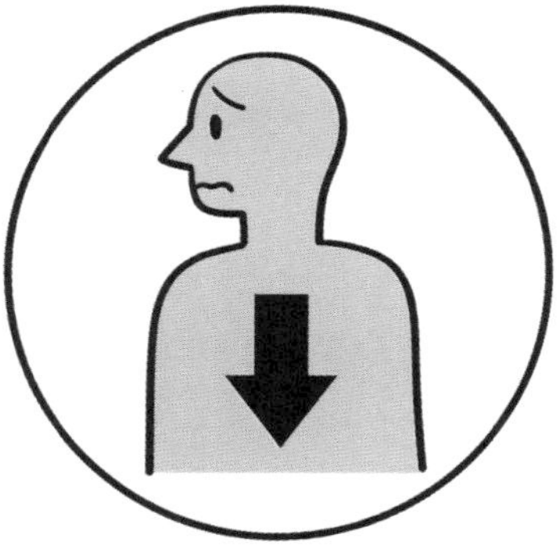

癌細胞產生耐藥性

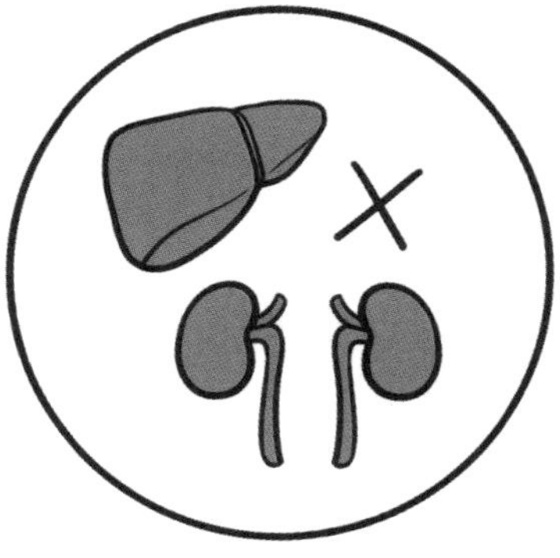

嚴重嘔吐噁心

化療是否終止進行須由醫師來判斷，患者勿自行決定停止，以免造成莫大的影響。

Q

A

# 淋巴癌病患化療時常見的藥物反應有哪些？

常見的化療藥物對人體產生的副作用，有短期與長期兩大類：

## 1. 短期反應

接觸化療之後數小時至數日之間所發生的反應，通常為可逆之不適反應。依發生的程度可分為局部反應與全身反應。局部反應通常為化療藥物輸注時所發生之不良反應。依照局部反應的種類可再分為刺激性與起泡性兩種。起泡性化療藥物的局部刺激性較強，如果給藥方式不當容易引起靜脈炎，而不小心發生藥物外滲時不太會造成組織嚴重傷害；起泡性化療藥物就危險得多，一旦藥物滲入皮下將引起皮下組織壞死，嚴重時甚至必須外科清創。

化療引起的全身反應主要發生於體內生長快速的組織，如消化道黏膜、骨髓、皮膚黏膜以及生殖系統，造成噁心、嘔吐、腹瀉、掉髮、血球低下（貧血、出血及感染）以及不孕等症狀；此外，由於大多數化療藥物是經由尿液和膽汁排泄，因而可產生肝、腎損害。這些不適反應經過適當的支持性療法之後大多可以獲得緩解。

## 2.長期反應

指的是經過化療之後對身體造成長期或永久性的傷害，主要是器官的不可逆傷害或是化療藥物的致畸胎和致癌作用。常見的器官的不可逆傷害包括小紅莓藥物造成的心臟衰竭或是 Bleomycin 所引發的肺部纖維化等。所謂致癌作用是指化療藥物所引發或導致其他類型的腫瘤發生。不過，針對淋巴癌的患者而言，這種情形主要意指化療後所產生的骨髓分化不良症候（myelodysplasticsyndromes）或是治療相關的急性骨髓性白血病（therapy-related acute myeloid leukemia）。

### 化療所引起的藥物反應

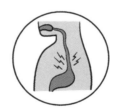

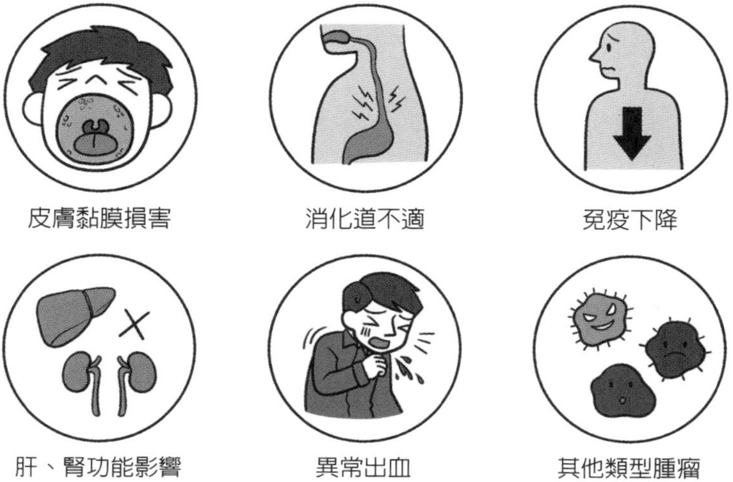


化療所引起的副作用大略為以上幾種，但患者勿因擔心副作用而拒絕治療，以免病情加劇。

Q A

# 淋巴癌病患化療時如何防治白血球下降？

化療過程中主要的併發症之一就是骨髓抑制，骨髓抑制會造成白血球細胞下降，使的免疫力低下，身體的抵抗力也隨之減弱，此時，淋巴癌病人非常容易發生感染，而且由於白血球細胞下降所引起的感染，比一般性感染更加難以控制。

骨髓抑制的程度、持續時間以及發生的時間點會因爲不同的化療藥物而有所不同。但是不論白血球細胞何時發生下降，都可能會引起嚴重的後果，所以對於醫護人員來說，必須積極地採取相應的防治措施。

白血球細胞下降會帶來嚴重的後果，因此臨床醫師採取相應的防治措施有預防措施與治療措施兩種：

1. 預防措施

如果在化療之前白血球細胞就已經顯著不足的患者，一般不能施予化療；另外，對於兩個療程之間的間隔時間，要根據藥物對骨髓抑制的強度給予適當調整；在開始化療之後，可以根據情況添加促進白血球細胞生成的藥物。

## 2. 治療措施

在化療過程中，如果白血球細胞低於 3.0×109/ 升，就會建議停止治療，並斟酌給予白血球生成素。如果白血球細胞低於 1.0×109/ 升時，就必須視情況給予預防性口服抗生素。若白血球細胞持續降低，嚴重者應考慮保護性隔離，給予靜脈注射的抗生素。

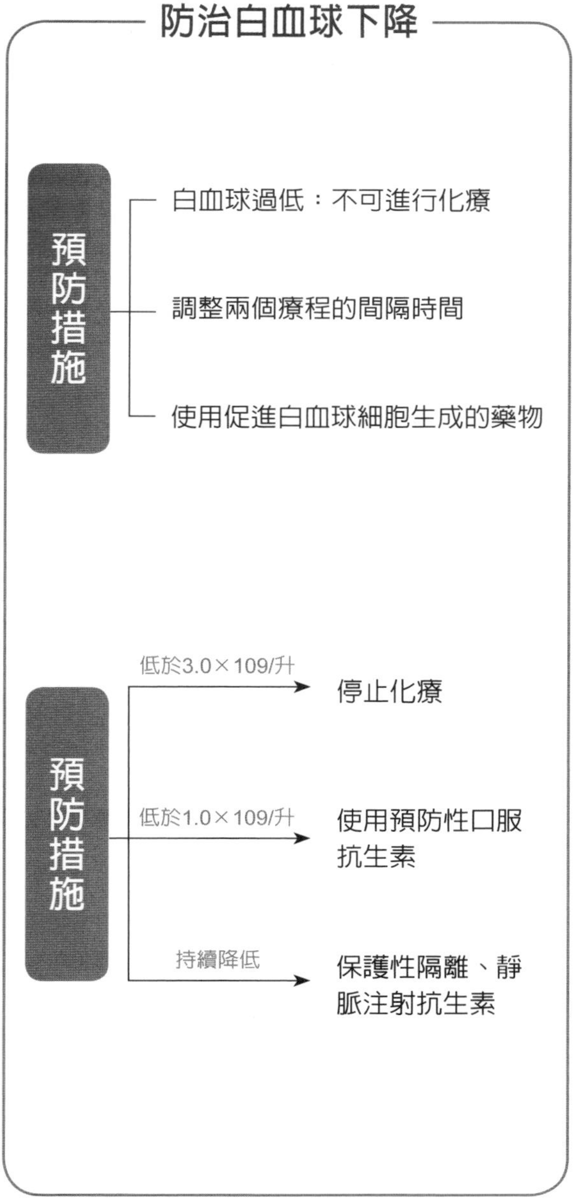

# Q 淋巴癌病患化療應如何防治貧血和血小板下降？

A

化療時紅血球細胞減少的機制與引起血小板下降、白血球細胞下降的機制一樣，所以對於淋巴癌病患接受化療時出現貧血及血小板下降的措施，與處理白血球細胞下降的措施類似。

在接受化療過程中，醫師應該要嚴格地注意各項併發症，如果病人出現貧血的症狀，就應該要進行輸血。

與白血球下降不同的地方，是當血小板下降時，會使人體出現皮膚黏膜、消化道等多部位、多臟器的出血傾向，嚴重時會造成顱內出血，引起生命危險。因此，醫護人員應隨時注意病患是否達到需要輸血、止血的醫療措施。

## 血小板下降的症狀

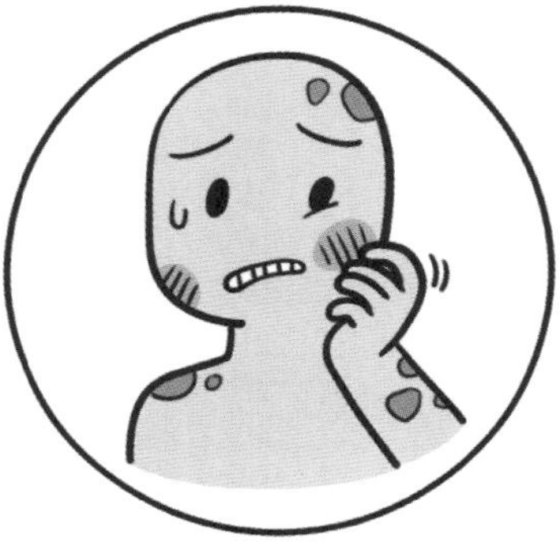

皮膚紅斑、瘀斑

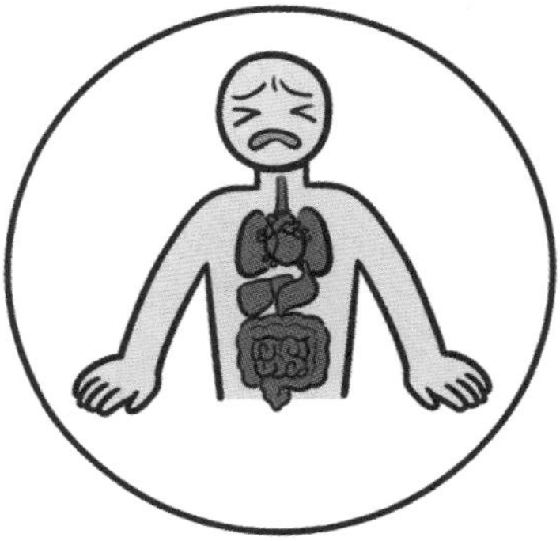

臟器出血

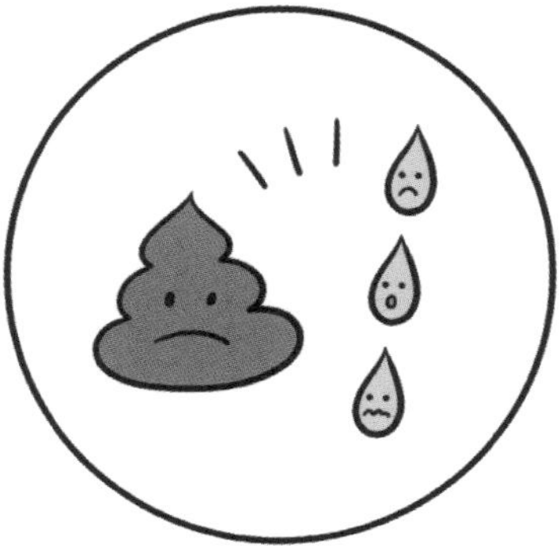

大小便顏色異常

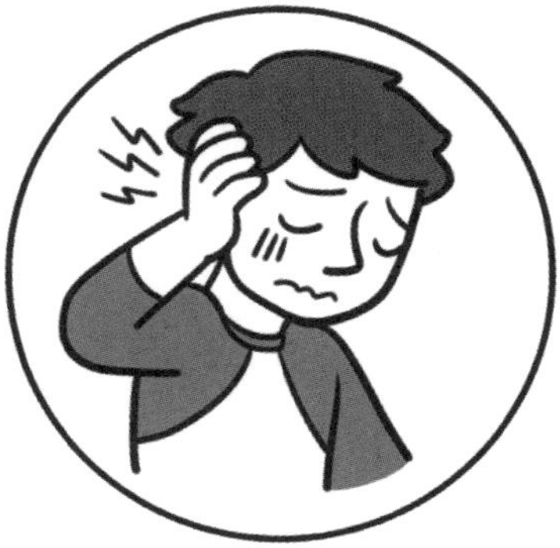

頭痛

有血小板下降症狀的患者，建議攝取高蛋白、高熱量及軟質飲食。

# Q 淋巴癌病患化療後食慾差怎麼辦？

A

淋巴病患在接受化療之後第一、二天，由於化療藥物直接刺激胃腸道，或是藥物對於胃腸黏膜上皮細胞的生長造成抑制，導致病患食慾減退。但是，淋巴癌病患在飲食上必須攝取身體所需要的能量及營養，如果進食量過少，便很難維持所需的熱量，身體的液態與電解質平衡也會遭到破壞，如此一來，化療過程就必須中斷。因此，化療中若有病患食慾變差的情況，不論是醫師或是病患本身，都應該要設法改善，努力克服。

醫師會按照實際情況給予適當的靜脈營養補充、開立可以減輕化療反應的藥物等。淋巴癌患者在接受化療過程中，一旦出現食慾減退的情形，可以將一日三餐改爲少量多餐，並且注意飲食要清淡，可將米飯等主食改爲半流質或是流質飲食，並且補充水果與果汁。因爲一般靜脈補充的營養成分，還是不如由食物中攝取到的營養，所以在儘可能的情況下，淋巴癌病患還是要設法堅持進食。

## 食慾不振的應對

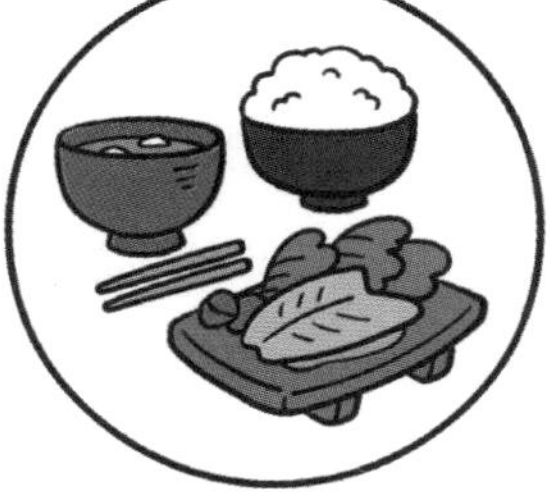

清淡飲食

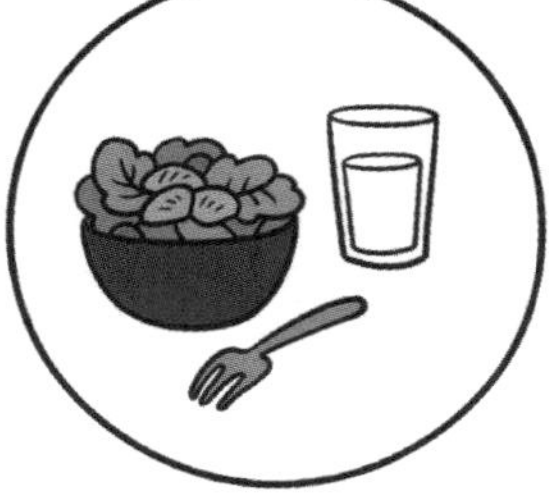

少量多餐

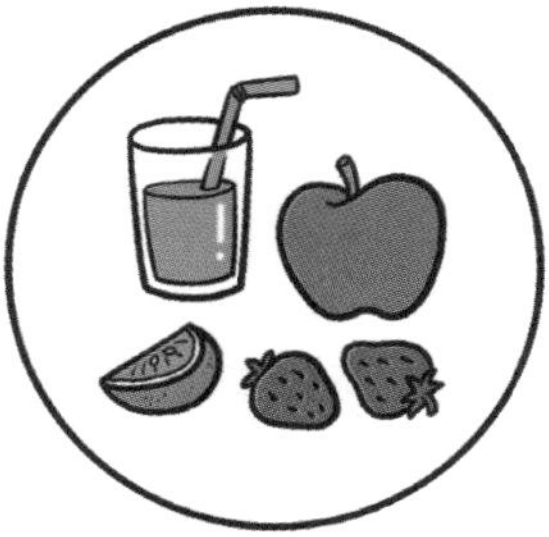

多補充水果、果汁

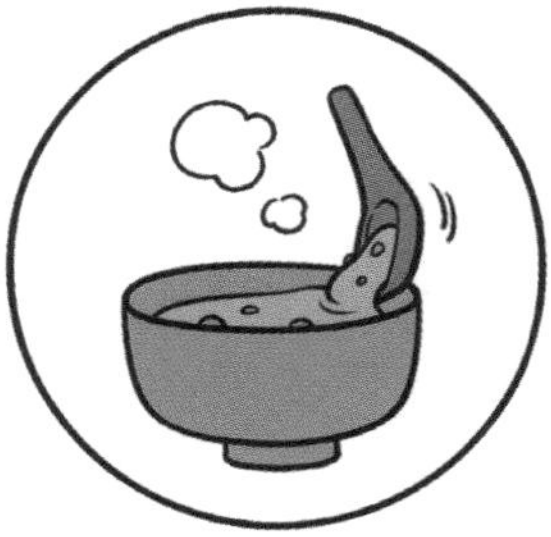

流質飲食

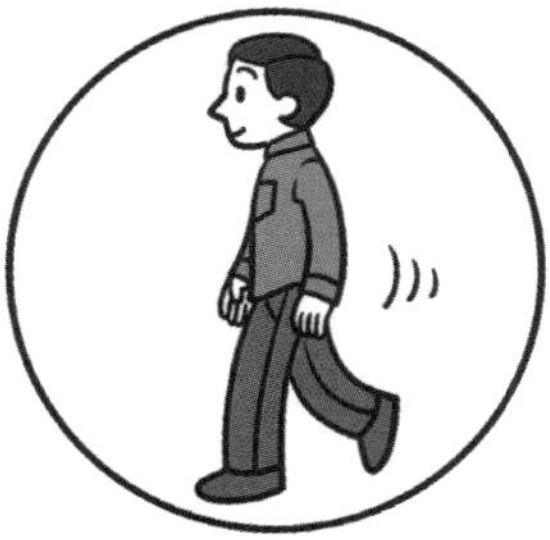

用餐前散步

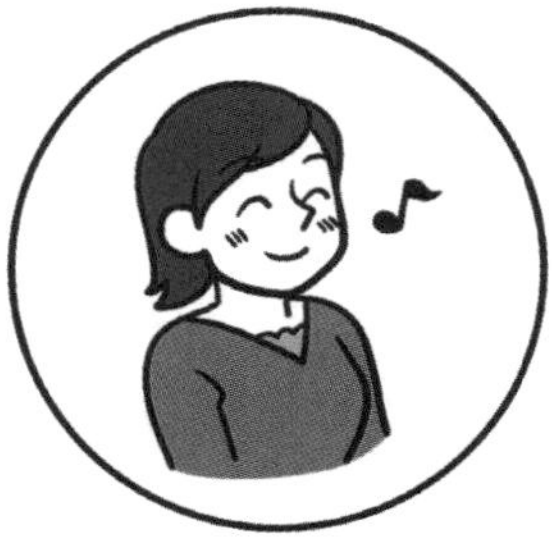

保持心情愉快

當患者吃不下、沒胃口時，應與家人、醫護人員溝通，以提供協助。

Q
# 淋巴癌病患如何應對化療所引起的噁心嘔吐？

A

淋巴癌病患在接受化療時，最早出現的副作用就是噁心、嘔吐，這也是病患感到最害怕、不舒服的一種副作用。這是由於化療藥物引起腸胃上皮細胞受損，刺激中樞神經感受器，或是化療藥物對胃腸黏膜造成損害所引起。如果嘔吐的時間過長或是情況過於嚴重，會造成身體代謝失調，引起脫水、電解質不平衡、食慾不振等現象，甚至有些病患會出現憂鬱傾向。

當淋巴癌病患出現噁心、嘔吐的症狀時，通常醫師會先讓病患適當休息，開立止吐的藥物。臨床上常用於治療噁心、嘔吐的藥物包括類固醇、血清素（serotnin）接受器阻斷劑以及metoclopramide，對於中度或嚴重嘔吐的病患，一般會同時使用二至三種藥物。但是在臨床上要特別注意的一點是，在施行抗嘔吐的治療之前，應該先評估病患過去化療嘔吐的經驗以及用藥的副作用，再按照嘔吐的嚴重程度來開立處方。

對於發生輕度與中度嘔吐的病患，建議在生活上做些調整，像是儘量避免刺激性的食物、少量多餐、化療前避免喝太多液體等。如果因爲嘔吐造成兩天以上無法進食，除了使用醫師開立的止吐藥方之外，同時也應該通知醫師，以便考慮靜脈營養輸注。

## 治療嘔吐的藥物

| | |
|---|---|
| 輕度嘔吐 | vinorelbine、fluorouracil、MTX 及 vincristine 等 |
| 中度嘔吐 | irinotecan、paclitaxel、gemcitabine 及 topotecan 等 |
| 嚴重嘔吐 | cisplatin、dacarbazine、cyclophosphamide 以及 doxorubicin 等 |

## 嘔吐的常見影響

脫水

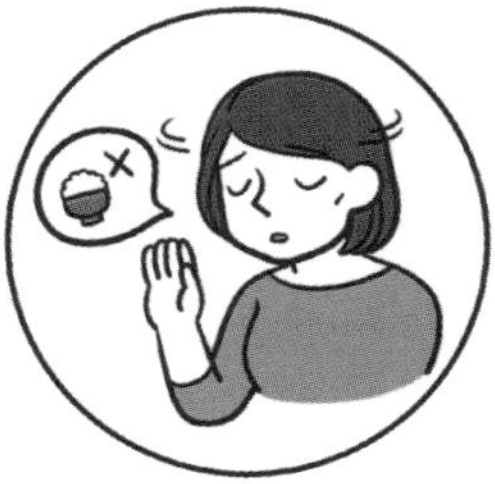
食慾不振

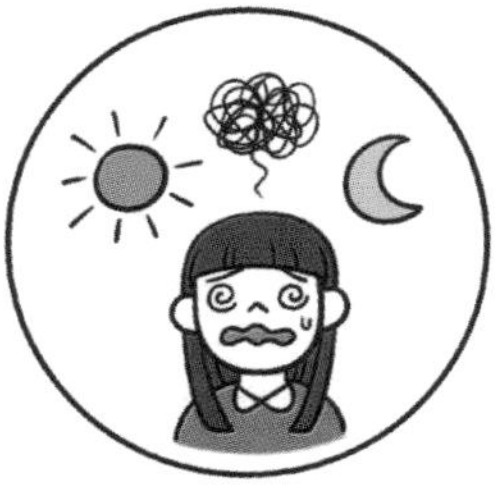
干擾生活日常

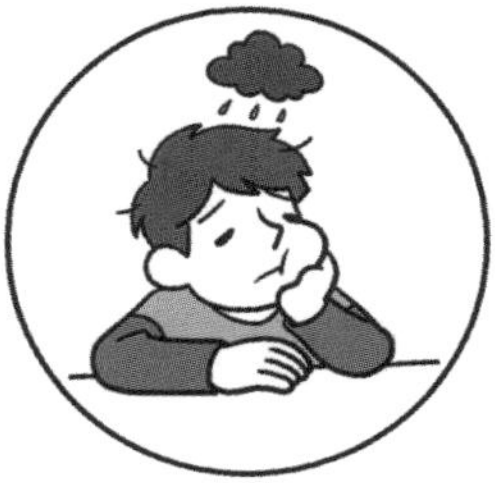
憂鬱

化療早期症狀多為噁心、嘔吐，若嘔吐時間過長，會對身體產生影響。

# Q 淋巴癌病患化療後出現肝功能損害？

A

肝臟對於人體來說是非常重要的器官，它不只是幫助處理食物中的營養素，對於代謝分解人體內的有毒物質更是重要。在長時間接受大劑量的化學藥物後，由於這些藥物的副作用，因此會引起肝功能損害。急性的肝功能損害包含了黃疸、轉氨酶升高、食慾不佳等症狀，甚至可能發展爲急性藥物性肝炎；慢性肝細胞損傷則會出現低蛋白血症、浮腫、腹水等症狀。

針對化療中的肝功能損害的處理，首先，應該在化療開始前就要掌握病患肝功能的狀況，以及以往各型病毒性肝炎的紀錄，以便在化療期間可以進行比對及掌握各種併發症；若是病人本身即有慢性B型肝炎或是爲B型肝炎病毒帶原者，應該在化療前預防性地給予抗病毒藥物，以避免病毒活化而造成猛爆性肝炎；每次化療後要定期檢查肝功能，主要檢查項目包括白蛋白、轉氨酶、膽紅質素、鹼性磷酸酶以及凝血因指數等。其中血液中的轉氨酶數值常用來作爲判定肝功能損害的指標。

化療後，若出現肝功能損害，應注意以下幾點：

1. 對於轉氨酶明顯升高的病患，應該要考慮停止化療，仔細檢查是否有罹患B型或C型肝炎病毒活化的可能性。
2. 如果化療方案中會使用到造成肝功能損害的藥物，如methotrexate，應於化療後適時給予解毒劑，以降低肝臟傷害。
3. 在化療的過程中，如果肝功能異常的症狀較輕，此時嚴密監控即可，不須額外給予藥物，另外，有一些坊間常用的保肝治療或是藥物，目前並無強力證據可以證實其護肝效果。
4. 如果肝功能異常是因爲晚期淋巴癌侵犯肝臟所造成，仍應積極治療淋巴癌，並且嚴格監測每次化療後肝功能是否有所進步。
5. 對於慢性肝功能損害的病患，可以適量給予靜脈注射的胺基酸作爲支持治療，並請病人多休息，不要熬夜，並且不要服用來路不明的藥物。
6. 平日的飲食應適量補充蛋白質、高維生素及高碳水化合物，並避免因爲高蛋白所產生的高血氨症。

# Q 淋巴癌病患化療期間出現發熱應如何處理？

**A** 淋巴癌病患在化療期間的每個階段，時常會出現發熱的現象，一般來說，引起發熱的原因有：

**1. 感染性發熱：**

因爲免疫系統遭破壞所導致的發熱。處於化療階段的淋巴癌病人，因爲化療藥物導致骨髓抑制，造成免疫系統低下，白血球細胞減少，因而容易發生不同程度的感染。此種因爲感染造成的發熱，通常必須使用抗生素來清除感染源，方能有效控制。

**2. 藥物導致發熱：**

化學藥物導致的發熱現象很常見，有許多藥物會造成不同程度的發熱，常見的有 cyclophosphamide、vincristine、L-asparaginase、cytarabine、methotrexate 等，因此若是處方中包含這些藥物，建議在治療之前，服用退熱劑與抗組織胺以減輕化療藥物所造成的發熱現象。

**3. 癌性發熱：**

淋巴癌組織分解代謝，或是癌細胞被化療藥物殺死後、所產生的細胞廢物會刺激人體體溫調節中樞，進而導致發熱現象。這一類的發熱現象並沒有明顯的規律，應該先排除感染性發熱和藥物性發熱的可能性。

## 化療的發熱類型

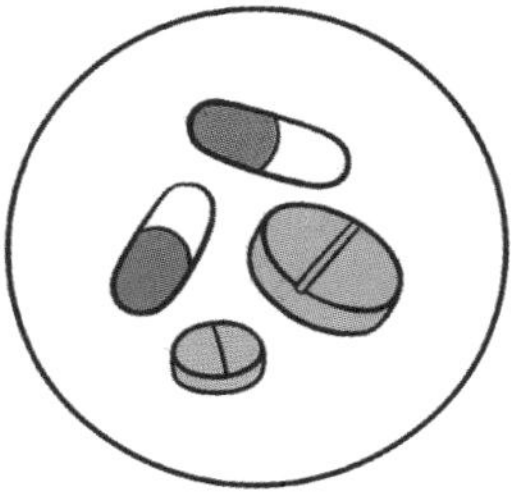

藥物引起

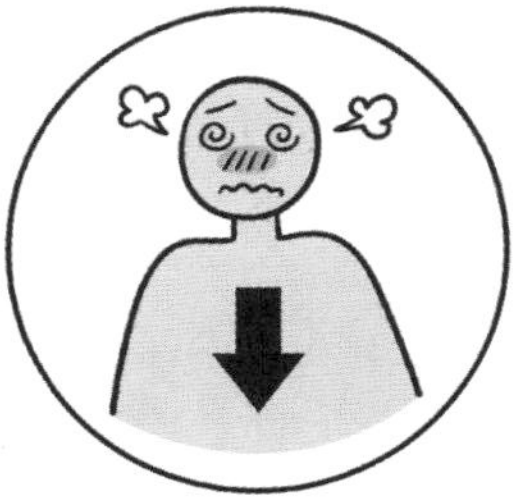

免疫系統被破壞

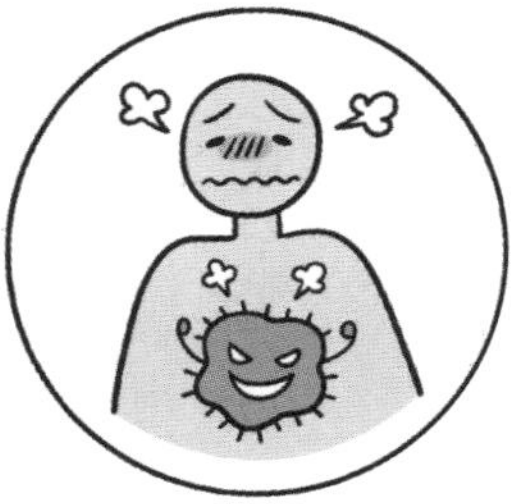

病症導致

大多數癌症患者都有發熱的現象，因此不必過度驚慌。

# Q 有心臟病的淋巴癌病患要接受化療時怎麼辦？

A 如果淋巴癌病人在接受治療之前就患有心臟病，或是各類型心律不整、高血壓等，醫師要避免使用對心臟有副作用的藥物，例如小紅莓等，若是患者必須要使用此類藥物，化療的過程中一定要密切觀察，因爲在化療的過程中此類化療藥物可能導致心臟衰竭或嚴重的心律失調，醫護人員必須要及時診斷及處理。對於有心臟病的淋巴癌病人，在化療時主要的防治措施有以下幾點：

1. 在進行化療用藥之前，要進行例行性的心電圖及心臟超音波檢查。
2. 化療之前先施予輔酶Q10、維生素E、維生素C等保護心臟的藥物。
3. 對於中重度心臟功能不佳的病患，避免使用化療藥物中對心臟有副作用的藥物，尤其是老年病人。
4. 在施行化療時，施打藥物的速度不宜太快，應採用緩慢靜脈滴注的方式。
5. 如果發現化療藥物造成心臟功能的損害，要立即採取治療措施，如嚴格控制水分攝取或適量給予強心劑。

## 合併有心臟病的淋巴癌患者治療

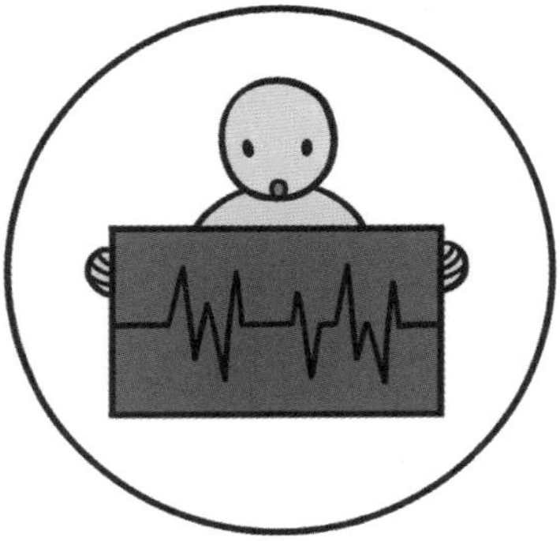

例行性心電圖

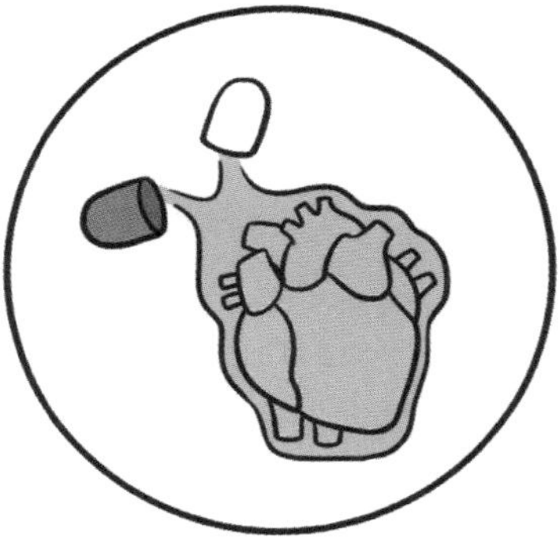

術前施予護心藥物

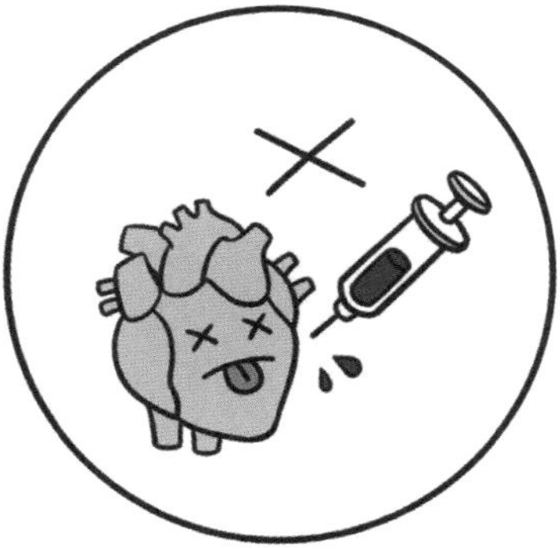

避免使用具有心臟毒性的藥物

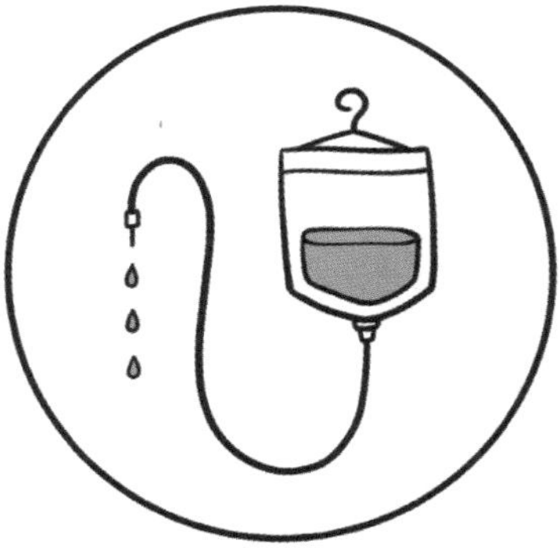

施打藥物速度須緩慢

有心臟病史的淋巴癌患者應注意化療中的藥物劑量，以避免心律失調、心臟病發等。

# Q 如何防治化療對泌尿系統所造成的影響？

A 化療藥物在泌尿系統方面，可能引起血尿或使尿酸濃度上升，具體如下：

## 血尿

化療藥物的代謝產物對於淋巴癌病患泌尿系統上皮組織的損害，會導致血尿的現象。例如，大劑量的 cyclophosphamide 所代謝出的丙烯醛，會引起出血性膀胱炎。但是，如果醫療團隊能夠事前預防，血尿的發生率是可以降低的。

1. 在輸打 cyclophosphamide 之前四小時，以及最後一次輸環磷醯胺六小時內，要先給予大量輸補液以保證腎臟有充足的排尿量，而且每天的輸液量要達到三千毫升以上。此外，在輸入 cyclophosphamide 前後，可以施予利尿劑加速排尿。
2. 在化療的同時以及完成化療後使用泌尿系統保護 Mesna。此藥物是以靜脈注滴的方式施打，它可以與有毒代謝物反應，形成非毒性產物隨尿液排出體外。
3. 在化療藥物上，應該要避免聯合應用對於腎臟有副作用的藥物。

## 尿酸過高引起的腎臟損害

病患一旦接受化學治療之後，會使得淋巴癌細胞快速且大量的壞死（就是所謂的急性腫瘤崩解），導致病人血漿中的尿酸濃度大幅增加到十倍以上。人體一旦出現大量尿酸，就容易沉澱於腎臟內形成結晶，損害腎臟功能，甚至衰竭。因此，防止化療中的淋巴癌病人發生尿酸過高的情形也很重要。

1. 利用每日三次口服 allopurinol 來抑制尿酸的形成。
2. 大量輸液可以稀釋尿液中的尿酸濃度，必要時輸液量每日應至少三千毫升。
3. 爲了防止尿酸在酸性條件之下形成結晶，可以用靜脈輸注碳酸氫鈉來鹼化尿液。

**痛風**

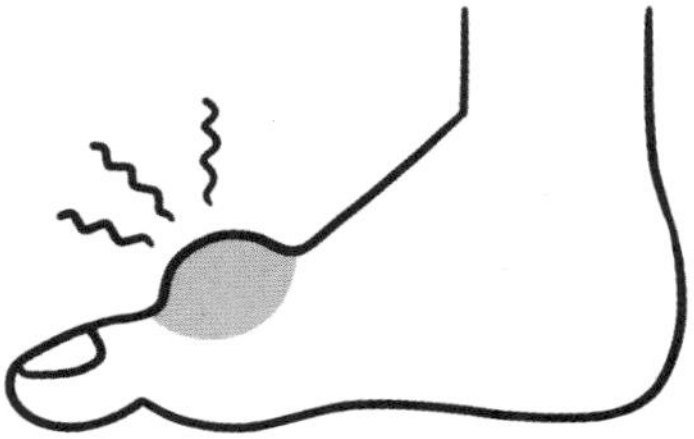

尿酸過高除了會損害腎臟，還有可能引發痛風。

## Q 淋巴癌病患在化療中出現的免疫抑制？

A 化療藥物造成淋巴癌病人的免疫力下降，免疫力下降會使病人的身體對腫瘤以及感染的抵抗力減弱。也就是說，大多數化療藥物都會引起人體的免疫抑制，如果過於嚴重，會使淋巴癌病人陷入伺機性感染的風險之中，並可能因此造成化療無法如期進行，進而影響化療的效果。

目前在淋巴癌病人的化療過程中，爲了減輕化療藥物所造成的免疫抑制並降低併發症，有以下幾點措施：

1. 醫師必須在化療藥物的免疫抑制劑量與化療療效之間，取得平衡以獲取的最大效益，而非療效愈高愈好。小劑量連續給藥對免疫功能的抑制情形雖較不嚴重，但療效較差，因此一般都以間斷方式給予中高劑量。
2. 全身狀況很差，或是肝腎功能不佳的病患，應將化療藥物做適當的減量，以避免因藥物代謝速度太慢而造成持續性的免疫抑制。
3. 化療過程中，適時給予白血球生成素，以加速嗜中性白血球的恢復，使免疫力早日復原。

4. 若是病人本身免疫力較差，爲了避免感染，可以於化療之後給予口服的預防性抗生素，讓病人可以安然度過免疫抑制的階段。

## 減緩免疫抑制的五大措施

- 注意化療藥物劑量
- 採用免疫抑制作用較低的化療
- 不採用化療方案
- 採用免疫促進劑
- 觀察病患的免疫指標

化療藥物會造成病患的免疫力下降，若情況過於嚴重，反而會加速淋巴癌細胞發展。

# 化療期間如何防治外在器官及外生殖器感染？

如前所述，在化學藥物治療的過程中，因爲骨髓抑制作用，周邊血液中白血球細胞會因此減少，造成人體的抵抗力下降，變得容易受到感染。而人體與外界相通的器官，如眼、耳、鼻、口腔、肛門及外生殖器更加容易在抵抗力下降時，讓病菌趁虛而入，出現發熱、局部發炎等症狀。

以下是預防和即時處理腔道繼發性感染的措施：

1. 盡力使各部位達到無菌護理，或使用各部位的專屬清洗液清洗。例如，使用含有洗必泰（Chlorhexidine）的清潔液漱口，或是用洗必泰清洗外陰及肛門；使用抗生素眼藥水等。此外，多數醫院的無菌空間條件有限，通常只能夠做到空氣層流室的設備，因此對容易受感染的病患來說，要盡全力做好病房的消毒隔離。
2. 減少出入公眾場所，並隨時配戴口罩。
3. 應減少親友的探視，以降低遭受感染的機會，並且請親友不要帶鮮花或是生食來病房。

4. 預防和治療感染最主要的方法就是使用抗生素，醫師可視情況給予預防性的抗生素來降低感染機會。一旦出現明確的感染症狀，則必須立即給予後線的廣效抗生素治療

5. 淋巴癌病患一旦受到感染就會對身體造成很大的損耗，除了應用藥物治療感染之外，還必須加速免疫力的恢復，近年來常使用的製劑有白血球生長激素，可以縮短治療時間。

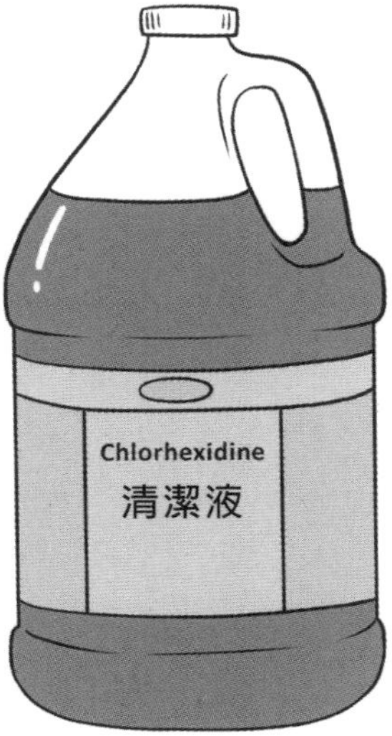

# 化療期間應檢查哪些項目？

接受化療的淋巴癌病患，除了在化療前所做的檢查之外，在化療期間也要反覆地檢查，這樣做的目的是爲了得知治療結果，並且瞭解在化療過程中，藥物對各臟器的損害程度如何，並決定接下來治療該如何進行。主要的檢查如下：

## 1.周邊血液檢查

檢查內容包括血紅素、血小板、白血球細胞的數量及分類，一星期二至三次。但如果有發現異常現象，則應該增加檢查頻率，例如一日一次。

## 2.心電圖、胸部X光片檢查

這項檢查的目的是爲了檢視心臟、肺臟在化療期間的功能是否正常、有無受損，如並及時應對各項異常，例如在化療期間，若是病患發生咳嗽、咳痰、發熱的症狀時，應即刻拍攝胸部X光片確認是否肺部受到感染。

### 3. 肝、腎功能及血糖、電解質檢查

不同的化療藥物對於肝、腎會造成不同程度的損害，及時瞭解這些器官的生理狀態，醫師才能夠提早發現問題並且迅速處理，因此肝、腎功能以及生化檢查，一週應至少進行一次。

### 4. 骨髓穿刺檢查

大部分病人只需要在確認淋巴癌分期時進行骨髓穿刺檢查。但若是病患出現淋巴癌的骨髓侵犯，在化療的中期就應再次進行骨髓穿刺檢查，以瞭解治療效果，並做爲是否需要換藥的依據，最後療程將要結束時，也必須再度進行骨髓穿刺檢查。

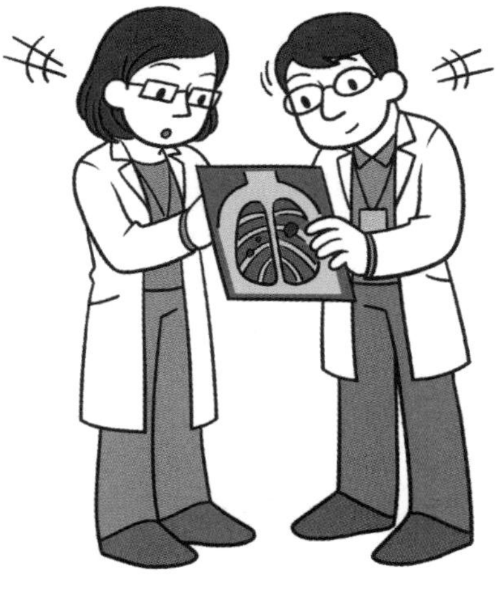

Q

# 什麼是造血幹細胞移植？造血幹細胞移植為何能治療淋巴癌？

A

造血幹細胞移植可以分爲自體移植與異體移植兩種。

自體移植治療的原理是採用淋巴癌病人本身健康的骨髓，或是將已經遭淋巴癌侵害的骨髓進行適當的淨化處理之後，將其中的造血幹細胞予以收集，並放入液態氮內中進行超低溫冷凍保存。在病患接受高劑量化療將體內的淋巴癌細胞清除殆盡之後，再將冷凍的造血幹細胞解凍使其恢復活力，然後將其透過靜脈回輸到病人體內。這種做法是爲了促使重建淋巴癌病患的造血功能，並且預防大量出血及感染，再藉由高劑量化療來提升淋巴癌的治癒率。

以目前造血幹細胞移植的療效來看，自體移植的造血幹細胞之供應來源不受限制，但有復發率高、取得細胞數量不穩定的缺點，異體移植對於淋巴癌的療效比自體移植的效果好，可是較容易發生併發症，而且造血幹細胞較不易取得。就現在的國際趨勢與臺灣目前的醫療現狀而言，淋巴癌患者的造血幹細胞移植是以自體移植爲主。（可參考第193頁，自體移植與異體移植的優缺。）

## 造血幹細胞移植流程

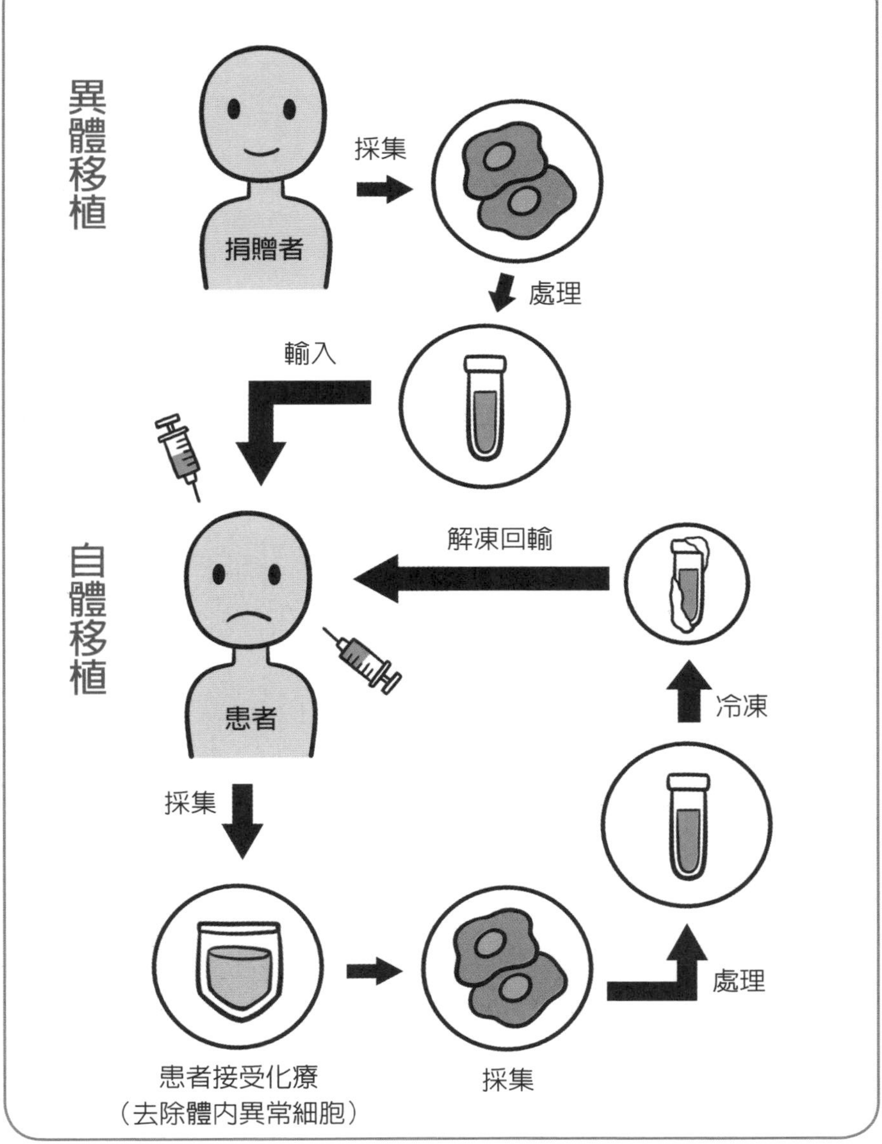
異體移植
捐贈者
採集
處理
輸入
自體移植
解凍回輸
冷凍
患者
採集
處理
患者接受化療
（去除體內異常細胞）
採集

Q

# 什麼是臍帶血液幹細胞移植？

A

前面所提到造血幹細胞移植治療，其幹細胞來源除了自體與異體之骨髓外，還有另一種來源，就是臍帶血。近期的研究發現，出生後的新生兒臍帶內所殘存的血液，含有豐富的造血幹細胞，因此，臨床上也會使用臍帶血造血幹細胞移植，取代其他造血幹細胞移植的方式。

以異體移植來治療淋巴癌會遇到的困難是幹細胞來源不易，而自體幹細胞移植則有較高的復發率，無疑地，這些因素都會影響到淋巴癌病患的生存期。由於臍帶血的來源較豐富，而且是不受淋巴癌細胞感染的正常造血幹細胞，因此理論上，臍帶血能夠彌補自體或異體移植的缺點。臨床上，首次出現臍帶血移植成功的案例在一九八八年，目前為止全球蒐集了約十五萬筆新生兒臍帶血，初步觀察的結果令人滿意，醫療團隊應當做好充分的準備，使此項技術能夠在未來造福於急需移植的病患。但是一個單位臍帶血中幹細胞的數量常不足以提供一次成人移植，故常需要二至三個單位方能完成一次成人移植。

## 圖解臍帶血幹細胞分化圖

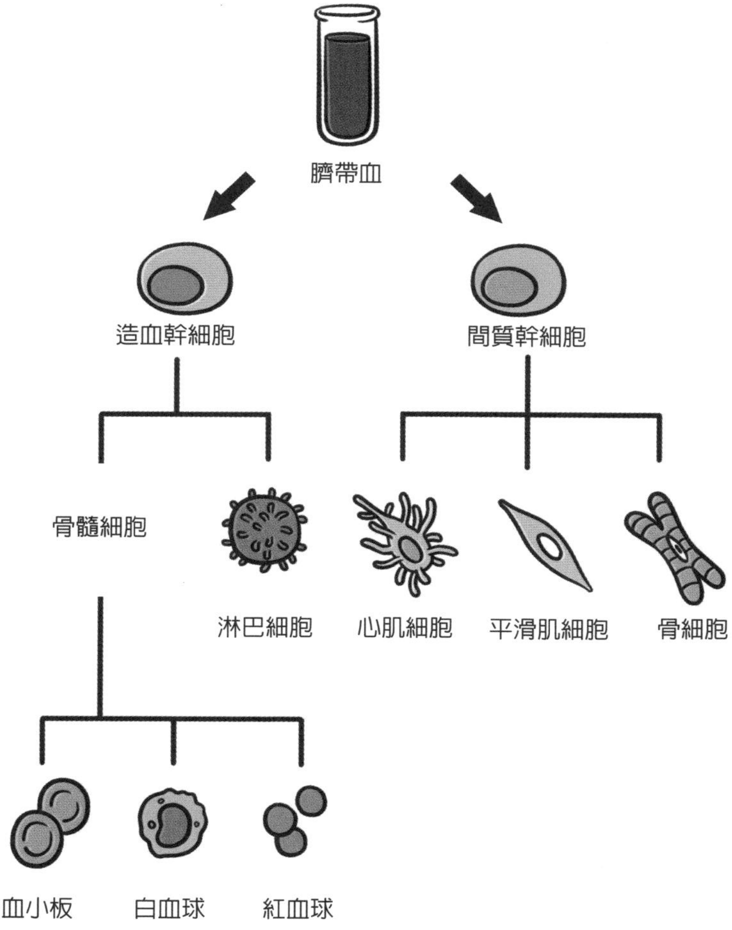


臍帶血中含豐富的幹細胞，可用來治療各種血液、免疫、遺傳、代謝方面的疾病。

# Q 淋巴癌病患在什麼情況下考慮造血幹細胞移植？

A 化學治療是淋巴癌的主要治療，而化療藥物的劑量愈高，消滅癌細胞的效果愈好，但是造成的併發症也愈多，特別是骨髓抑制；太高量的化療藥物常會造成骨髓無法恢復，進而併發致命性的感染。

此外，有些淋巴癌的患者在接受化療後，腫瘤雖然有明顯縮小，卻無法完全清除；另外一部分病人在接受化療並達到緩解之後，一段時間過後又出現腫瘤復發。出現上述狀況的病人，原則上對化療是有反應的，只是腫瘤比較頑強，無法在此類強度的化療處方下被完全根除。因此我們可以一次給予病患極高量的化學藥物，以藉此完全消滅腫瘤，接著進行造血幹細胞移植，重建患者的造血功能，達到治癒的目標。當然，要以病患自己的造血幹細胞來重建造血機能的前提是淋巴癌細胞尚未侵害骨髓，才不致在收集幹細胞時遭到癌細胞的污染。若是淋巴癌細胞已經侵犯骨髓，一般會建議選擇異體造血幹細胞移植來降低復發機率。

## 建議接受移植的情況

無法完全清除腫瘤

緩解後又再復發

## 自體移植與異體移植的優缺

| | 自體移植 | 異體移植 |
|---|---|---|
| 幹細胞來源 | 容易取得，但數量不穩定 | 不易取得 |
| 療效 | 較差 | 較好 |
| 併發症 | 較低 | 較高 |

# Q 進行造血幹細胞移植治療應做哪些心理準備？

A 當淋巴癌病患決定接受造血幹細胞移植時，醫護人員應當反覆講解過程、可能遇到的風險以及克服的辦法，使得病患與家屬做好充分心理準備，並且全力配合治療。

首先，淋巴癌病患要克服單獨在無菌隔離病房的恐懼感，並且要適應機器的雜訊、無滋味的滅菌食物。在化療的過程中，還會出現嚴重的消化道反應，例如噁心、腹脹、腹瀉、劇烈嘔吐及口腔嚴重潰瘍等；當治療到達極致時，還可能出現白血球細胞或是血小板降至零、出血、高燒不退、水腫等情形，有些淋巴癌病患會有腹水、黃疸出現。當這些併發症出現時，家屬與病患要鎮定，保持心情平穩，病患要按時用藥液漱口，並進行外陰和肛門坐浴，以避免感染。

無論是什麼樣的疾病，唯有以積極的心態面對，配合醫師的指示，才能讓自己早日重拾健康。

## 治療的常見副作用

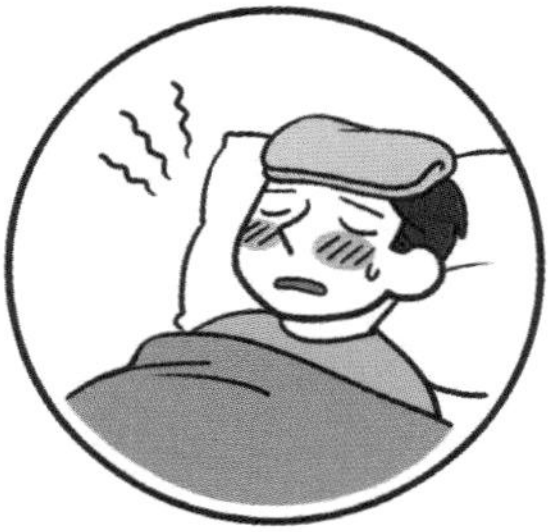

高燒不退

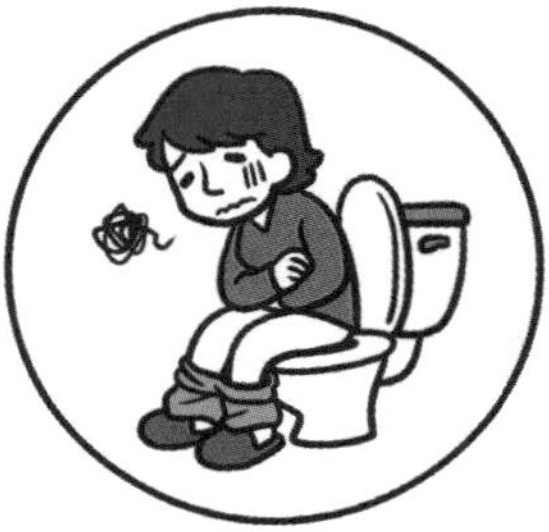

劇烈噁心、腹瀉

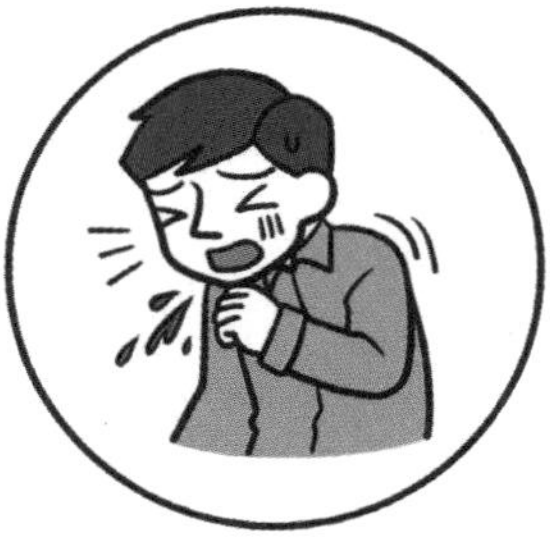

異常出血

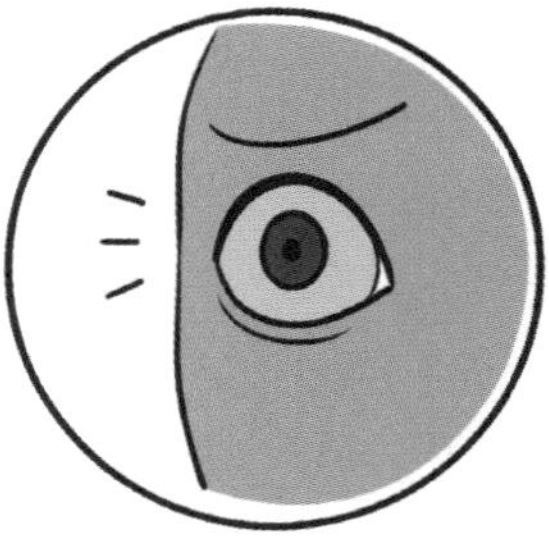

黃疸

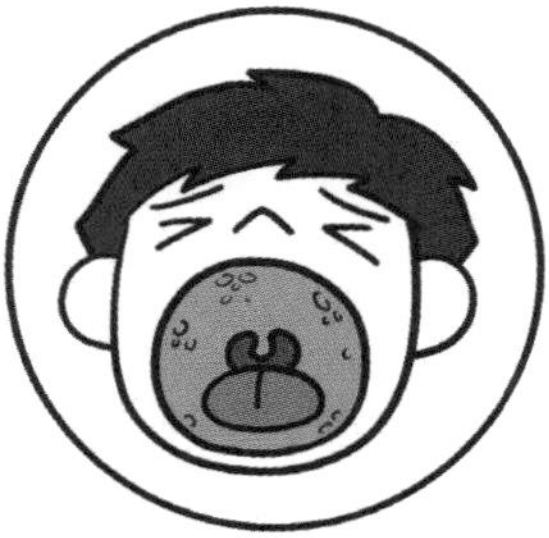

口腔潰爛

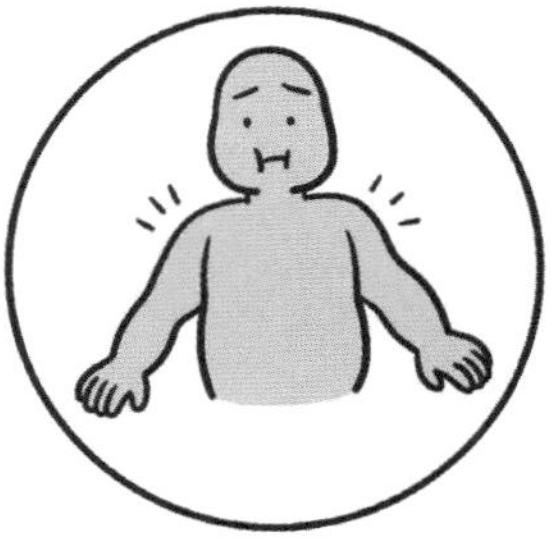

水腫

無論接受哪一種治療方式，或多或少都會有其副作用，因此病患都應保持心情平穩、積極的態度。

Q

# 捐獻造血幹細胞是否影響捐贈者的健康？

A

許多人對於造血幹細胞捐贈感到質疑與恐懼，有些傳統的觀念認爲，骨髓代表人體的精髓，如果捐骨髓或是造血幹細胞，就會傷及元氣，其實這都是沒有根據的說法。

骨髓分爲紅骨髓與黃骨髓，黃骨髓主要爲脂肪組織。紅骨髓則負責製造紅血球細胞、白血球細胞與血小板，造血幹細胞移植就是採集紅骨髓或是周邊血液中的造血幹細胞。造血幹細胞具有天生的再生能力，也就是說，造血細胞的生長與流失是平衡的，當人體處於緊急失血或是抽取骨髓時，造血速度也會相對地加快。在造血幹細胞移植過程中，只抽取捐贈者全身百分之二至百分之五的造血細胞，重量還不到十克，因此，不至於影響捐贈者的免疫與造血功能，一般健康狀況正常的捐贈者，約十天就可以將捐出的造血幹細胞重新長回來。

此外，關於捐贈手術是否會造成捐髓者身體的損傷，或是造成後遺症，這也是不需要擔心的。目前造血幹細胞的捐贈十分簡便，醫師會在捐贈者的鼠蹊部放置雙腔靜脈導管，然後接上血球分離機，經過約四小時的收集便可大功告成。過程中，捐贈者可能會因爲抗凝血劑造成血鈣降低，而造成麻木或抽筋等不適，不過在給予鈣質補充及適當休息後，大都可以獲得緩解。

## 骨髓捐贈者的短期術後症狀

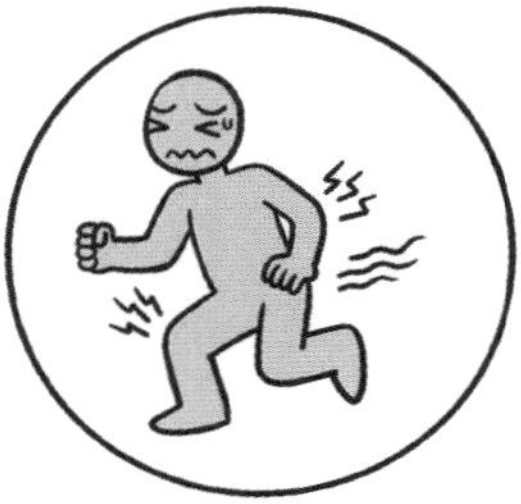

肌肉痠痛

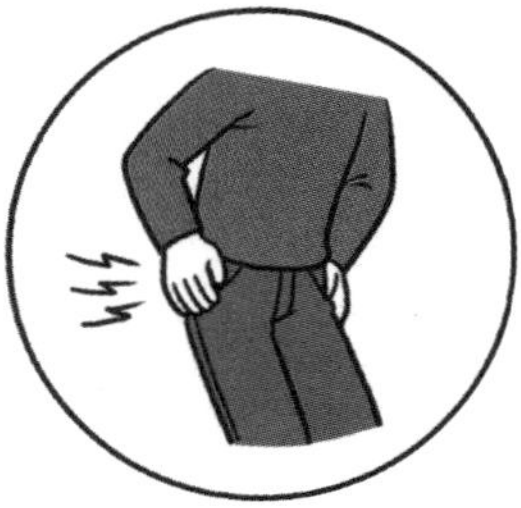

髖部短期不適

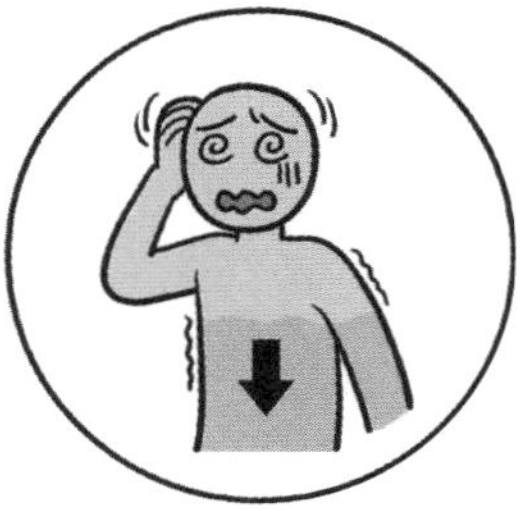

輕度貧血

據目前臨床經驗顯示，捐贈者並無長期後遺症，其造成的短期不適有以上三大類。

# Q 造血幹細胞移植前需做什麼準備工作？

A 造血幹細胞移植前應該準備的工作，分爲病人與醫師兩部分：

1. 病患的準備工作

包括身體及心理準備。淋巴癌病患要按照醫療團隊規定的注意事項，將要帶進保護隔離病房的物品準備好，例如盥洗用具、衣物、毛巾等，並且剃淨頭髮、修剪指甲。

淋巴癌病患還需要做好心理準備，在經過大劑量的化療與放療之後，病患要面對嚴重的嘔吐、噁心、厭食等併發症。在這種身心不舒服的情況之下，病患更應積極配合醫護人員，已達到最佳的治療效果。

2. 醫師的準備工作

醫療團隊需要嚴格執行無菌操作，包括室內所有用具及物品，並對進入無菌室的配備嚴格消毒；此外醫療小組在移植前，也要幫助家屬瞭解造血幹細胞移植的方法和作用，並且強調無菌隔離的重要性，使家屬熟悉無菌環境和內外聯繫的方法。

# Q 如何尋找造血幹細胞捐髓者？

A 淋巴癌病人如果需要接受異體造血幹細胞移植，最好能夠找到八個白血球細胞抗原都吻合的捐髓者，否則會產生嚴重排斥。

通常同父同母的兄弟姊妹之間約有四分之一的機會。但是目前少子化情形嚴重，因此，要獲得親人的捐贈機會大爲降低，而要在非血緣關係的人群中找到適合的捐髓者就更加困難了。

一般來說，要在幾千甚至幾萬人中才能找到一位白血球細胞抗原相吻合的人，因此過去往往要經過幾個月甚至幾年才能配對到合適的捐贈者。因此，愈多人響應登記捐贈計畫，病患就有愈高的生存機會。

在歐美國家中，從七〇年代就開始進行非親屬間造血幹細胞的捐贈，並且設有分類檢索，現在非親屬間的造血幹細胞移植已經有不錯的療效。

Q

# 病人與捐贈者血型不合能否進行幹細胞移植？

A

決定進行異體造血幹細胞移植的淋巴瘤病人，最重要的事就是找到合適的捐贈者，如前面所說，關鍵就是白血球細胞抗原表型相合。除此之外，ABO血型是否也與決定合適的捐髓者有關係呢？

就造血幹細胞來說，ABO血型病不是重要的移植抗原，根據臨床實驗發現，ABO血型不合並不會影響造血幹細胞的移植或排斥，也不會加重患者的發病率和病情，患者的長期生存率也不會有所差異。

因此，針對要接受異體造血幹細胞移植的淋巴癌病人來說，只要白血球細胞抗原表型相合，即使ABO血型不合也可以進行移植。只是醫療團隊需要避免由於ABO血行不合引起的溶血反應，並且特別注意移植後的輸血療程即可。

# Q 接受自體造血幹細胞移植時有哪些併發症？

A 淋巴癌病患接受自體造血幹細胞移植後的主要併發症及其處置如下：

## 1.出血

化療藥物會引起出血，主要是因爲血小板減少的緣故。移植過程所引發嚴重的內臟出血及顱內出血，是造血幹細胞移植後的主要死因之一，目前醫療上利用血液成分輸注的方式，已經能有效地防止致死性出血發生。

## 2.感染

嚴重感染是接受自體造血幹細胞移植的淋巴癌病患，最常見的併發症與死亡原因。淋巴癌病患在進行自體造血幹細胞移植前，必須先接受大劑量的化療，因此造成免疫系統與造血系統的破壞，極容易遭受感染。

針對感染的問題，首先要注意的就是環境。我們要對病患進行嚴密的保護，例如將病患置於無菌隔離室內，或是施行病房正壓隔離，工作人員也要嚴格遵守無菌操作的要求。其次，醫師可按情況施予藥物，減少病患皮膚、黏膜及腸道的帶菌數量，並儘快發現病灶，對症下藥。

### 3. 間質性肺炎

間質性肺炎是肺的間質組織發生炎症，侵犯支氣管壁與肺泡壁，而且多呈壞死性病變，臨床表現爲咳嗽、發熱、呼吸困難，甚至有呼吸衰竭的危險。

間質性肺炎通常在造血幹細胞成功植入時發生，主要是因爲植入時產生大量的細胞間素所致。一般來說，只要給予適當的支持療法，症狀可在數日內達到緩解。

## 常見的併發症與副作用

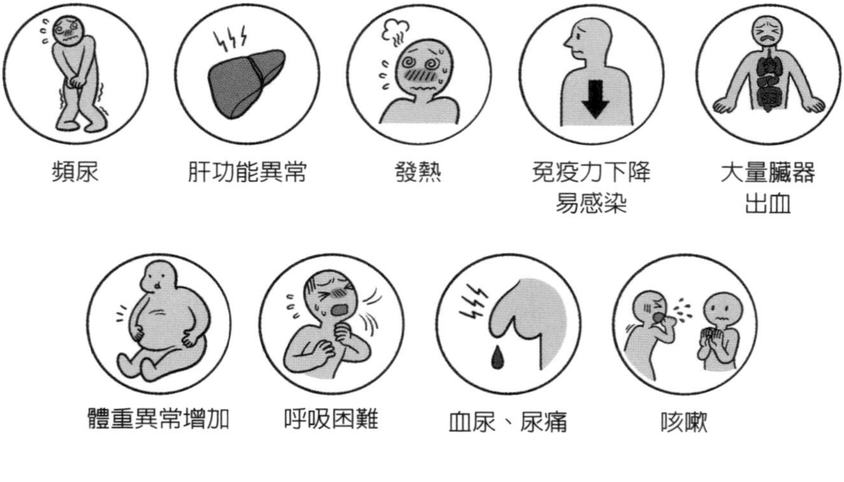

頻尿
肝功能異常
發熱
免疫力下降
易感染
大量臟器
出血
體重異常增加
呼吸困難
血尿、尿痛
咳嗽


自體移植的成功率雖然較高，但有可能會收集到受癌細胞汙染的幹細胞，因而產生副作用與併發症。

# Q 異體造血幹細胞移植併發感染時有何特點？

A 淋巴癌病患在接受異體造血幹細胞移植前與移植後，依照不同的時間，引起併發感染的病原體也不同，通常分爲四個時期，前期、早期、中期與晚期。

1. 前期

意指移植前。在接受造血幹細胞移植之前，病患身體機能已經受到影響，此時加上大劑量的化療，會使病患極易受到感染。所以應儘可能先進行適當的抗菌治療，再進行造血幹細胞移植的預處理。要特別注意的是，有些病患並沒有臨床症狀，但若從血清檢查中發現先前曾感染巨噬細胞病毒，就應有所警覺，必要時應在造血幹細胞移植前先給予預防性藥物。

2. 早期

指的是移植後三十天以內。此時期的淋巴癌病患多數時間處於隔離病房中，也施打了預防性抗生素及抗眞菌藥物。

這一個階段，以綠膿桿菌的感染最常見；眞菌感染主要爲念珠菌；病毒感染則以單純皰疹病毒感染最多，臨床表現爲嚴重的口腔炎。主要原因爲白血球嚴重低下，再加上皮膚與黏膜嚴重破損才導致感染。

3.中期

指移植後的第三十一至一百二十天。接受異體造血幹細胞移植後的淋巴癌病患在這個時期常出現發熱的症狀，而且通常查不出病原微生物，這種發熱的情形在幹細胞成功植入時會自然消退；但是如果在幹細胞成功植入後，病患再度出現發熱的症狀，則必須小心是否爲間質性肺炎或是抗宿主排斥（GVHD）的前兆，由於此一階段病患的免疫系統尚未恢復正常，要特別警覺巨噬細胞病毒感染與抗宿主排斥會相互重疊，造成病患的生命危險。另一方面，如果造血幹細胞未能成功植入，淋巴癌病患在此情況下很容易受到眞菌及伺機性細菌的感染。

4.晚期

指移植後一百二十一天以後。如果到了移植後期，淋巴癌病患仍然有感染，這表示病患體內的免疫系統尚未具備正常功能，最常見的感染有皰疹病毒感染、皮膚、上呼吸道及肺部的細菌性感染等。此外，還有可能發生眞菌感染或間質性肺炎，及革蘭氏陽性菌引起的系統性感染。

# Q 幹細胞移植後還需不需要化療？

A 臨床上證明，經過造血幹細胞移植的淋巴癌病患，的確獲得較高的治癒率與存活率，造血幹細胞移植可以說是目前臨床上治療淋巴癌的有效方式之一。由此可知，對於已經獲得療效的病患來說，沒有必要再進行化療。除非證實淋巴癌再次復發才需採取化療的措施。

## 骨髓移植示意圖

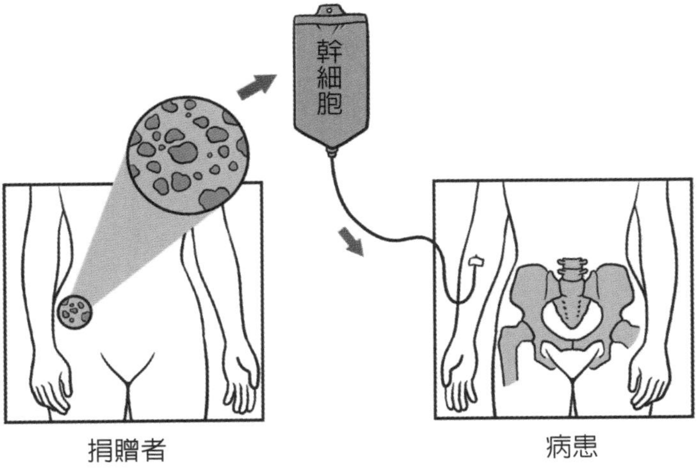


通常接受幹細胞移植後的患者，若已獲得療效則不須再進行化療。

## Q 如何護理接受造血幹細胞移植的病患？

A 造血幹細胞移植的每一個階段都有許多要注意的護理事項，對於預防淋巴癌病患受到感染有許多具體措施，每一個步驟都需要高度的集中力以嚴格執行，同時，也應注意照護病患的心理。

### 1. 造血幹細胞移植前的心理建設

決定要接受造血幹細胞移植的病患，通常已經長期受到疾病之苦，對於治療過程也都有一定程度的瞭解，因此，他們對治療的既定印象，將會影響接下來的態度、信心及配合度。醫護人員應耐心的對病患進行引導，鼓勵他們配合治療，並且能積極參與護理。

### 2. 針對化療與放療的護理

淋巴癌病患在接受大劑量化療之前，醫護人員應幫助病患及家屬建立信心、熟悉環境，消除病患對即將面對的環境與身體反應的恐懼。

接受化療後的淋巴癌病患，皮膚、黏膜、胃腸道會產生嚴重的病理變化，同時，病患的心理也遭受極大的不安與痛苦。此時，醫護人員的重點，除了具體的症狀緩解護理之外，還應該給予病患強大的鼓勵與支持。

### 3.嚴格消毒隔離

造血幹細胞移植前的大劑量化療，使得淋巴癌病患的抵抗力非常低下；在接受造血幹細胞移植後，需要約二至四星期的時間方能重建造血機能，這段期間內，病患很容易遭受感染而危害生命，因此，嚴格消毒與預防感染是在造血幹細胞移植護理中最重要的任務。

在移植階段的病患，需住入完全隔離的無菌病室中，心理上難免會感到不自在與無力感，此時要爲病患安排一些有興趣的事，也請家人可以多隔窗探視、交談，使病患心理得到安慰。

### 4.出院前的家庭護理指導

淋巴癌病患完成造血幹細胞移植之後，在出院前，醫護人員應該要教導病患學會居家的自我護理；除了要避免出入公共場所，待在家中也要時常洗手，儘量減少與家庭成員以外的人接觸。由於在造血幹細胞移植後的一百天之內，仍然可能受到皰疹病毒、肺炎鏈球菌、鏈球菌、葡萄球菌等感染，病患應該學會認識症狀，使病情能夠及時得到控制與治療。

Q

# 干擾素能有什麼作用？能有效治療淋巴癌嗎？

A

干擾素是一種T細胞產生的醣蛋白，具有免疫調節、抑制腫瘤細胞繁殖以及抗病毒的作用，目前干擾素是用來作爲治癌淋巴癌的免疫療法之一，但有許多副作用，例如中樞神經統中毒、肝功能異常、白血球細胞減少等反應，這些反應在停藥之後就會消失。干擾素治療淋巴癌的效果目前在臨床上證據尚未完備，僅能作爲化療的輔助治療措施。

## 圖解干擾素

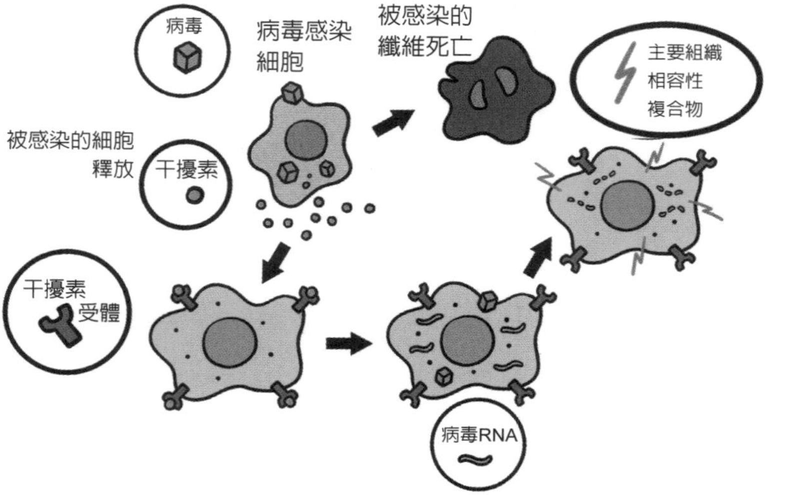


干擾素為T細胞所產生的蛋白質，可協助鄰近細胞免於病毒感染。

# Q 淋巴癌在什麼情況下需進行手術治療？

**A** 早期使用手術切除的方式來處理局部性的淋巴癌，但是復發率高，並沒有比較好的療效，而且病患需要較長時間恢復體力。目前除了做爲輔助診斷之外，已經不常使用。

手術治療於臨床上除了淋巴癌病發的外科急症之外，爲了瞭解腹腔淋巴結和脾臟的是否受到影響，也可以利用剖腹探查，對淋巴癌做出病理分期。

胃淋巴癌的治療方式，以往會以手術切除病灶與受侵犯的淋巴結，並在手術後輔以放療或是化療，以加強療效。就現今的治療觀點而言，如果胃淋巴癌在病理上可以見到黏膜相關淋巴組織（mucosa-associated lymphoid tissue）的特色，可以優先考慮給予抗生素治療，之後每三個月進行檢查來確定療效。但如果是其他的病理組織或是病變已經侵害至全身時，應採化學藥物治療。胃淋巴癌的如果得到恰當的治療，超過百分之六十以上的案例存活率可以達到五年。

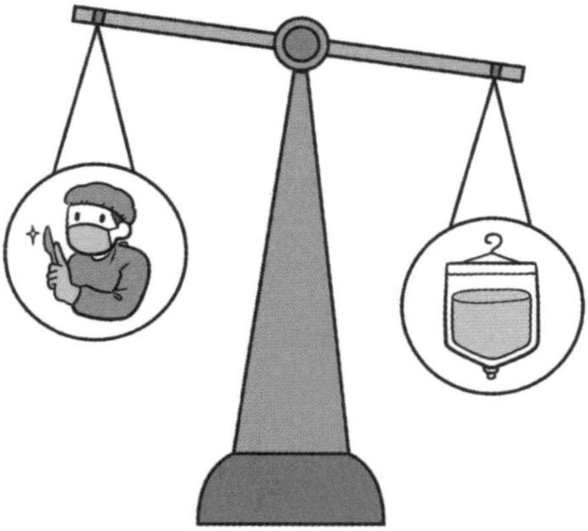

# Q 淋巴癌病患的支持療法包括哪些內容？

A 淋巴癌支持療法的目的爲降低治療的併發症及不適，使得淋巴癌的治療可以順利進行。淋巴癌的過度增生，破壞了人體的免疫系統，造成貧血、出血、感染等，加上化療藥物的毒性也會嚴重地損害人體的正常細胞，造成免疫及骨髓抑制，因此，需要支持療法來輔助，使得淋巴癌治療可以達到最大的效果。

支持療法有：

1. 營養支持療法
2. 止血
3. 感染的處理
4. 貧血相關症狀處理
5. 尿酸性腎病變的防治
6. 加強護理

## 淋巴癌六大支援療法

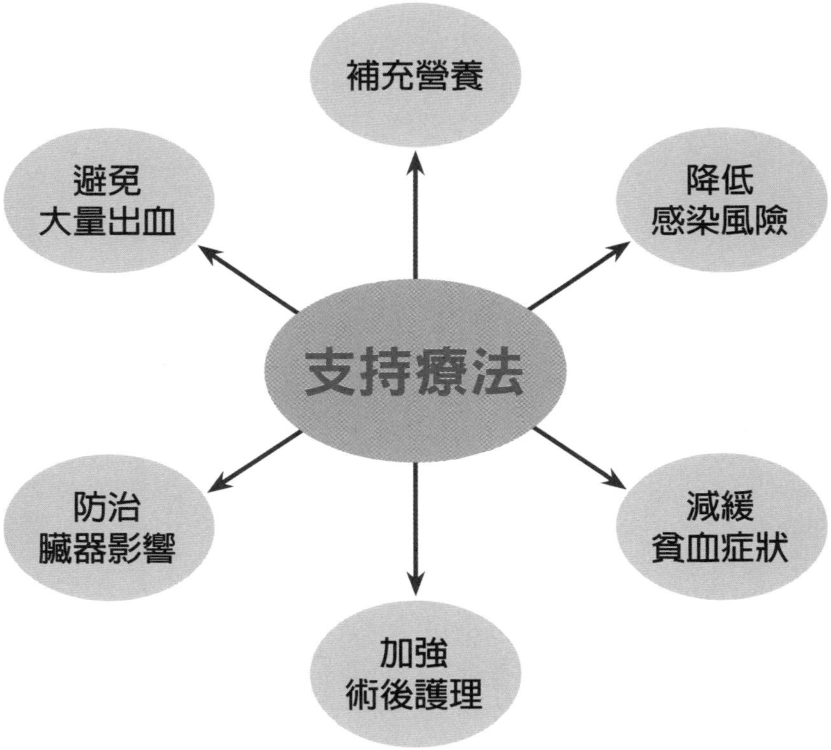


支援療法目的為加強淋巴癌的治療效能，降低術後所帶來的後遺症。

# Q 如何實施營養支持療法？

A 營養支持療法是基於醫學與營養學，透過腸道或是非腸道給予營養治療的措施，在許多臨床實驗中已經獲得肯定。

由於淋巴癌病患在接受大劑量化療之後，常造成免疫力低下，若是沒有合適的營養支持，病患很容易併發肺炎、腸道發炎而導致死亡；另一方面，化療所引起的噁心、嘔吐、潰瘍等消化道功能受損，會使病患難以正常進食，這時補充熱量、蛋白質等營樣素成爲重要的課題，也因此營養支持療法才有其存在的必要性。

營養支持療法分爲腸道及非腸道兩種途徑。在消化道功能正常的情況之下，腸道營養支持既符合生理現狀又經濟，也可以減少併發症；但如果情況緊急，病患需要快速補充營養，則以靜脈給予爲優先考量。

營養支持療法的具體內容如下：

1. 完全腸道營養支持療法

經由口腔或是鼻胃管攝入飲食，提供病患必需的營養素，維持病患基本的代謝功能。這種方式既自然又安全，且經過膳食的刺激以及消化道激素的分泌，可幫助病患早日恢復胃腸道正常的功能。實施完全腸道營養支持療法的基本原則，就是只要胃腸功能許可，就應該儘量採取此種營養支持療法。

## 2.非腸道營養支持療法

非腸道營養支持療法指的是病患不能經由口或管灌方式獲得營養，只能完全經由靜脈來供給人體必須，這又分爲周邊靜脈營養法及完全靜脈營養法，此種方法供應的元素包括足量的醣類、脂質、必需胺基酸、非必需胺基酸、維生素、水、電解質及微量元素，使病患在無法正常進食的情況之下，仍然可以維持良好的營養狀況，幫助身體及早恢復並讓後續的治療順利進行。

周邊靜脈營養法對於短時間內急需補充營養，卻無法經口進食的病患，可以用低濃度、等張力的營養製劑，透過周邊靜脈注射液滴注，維持病患的電解質及液體的平衡。但如果病患在二星期內仍無法經由腸道提供營養，則需要考慮進一步的完全靜脈營養療法。完全靜脈營養製劑爲高滲透壓性營養液，治療過程中必須由醫師、營養師、藥師等組成的醫療小組彼此配合，確認此營養療法的必要性。也因爲此類營養劑爲高滲透壓性，在施打時必須經由中心靜脈，才不會導致靜脈炎。

Q

# 為什麼淋巴癌病患容易併發真菌感染？

A

罹患淋巴癌時，人體的免疫系統會遭到破壞，身體的抵抗力明顯地下降，而且在病患開始接受化療之後，更導致了體內的白血球細胞減少，因此使得致病微生物有機會侵入，引發感染。

這些致病微生物以細菌和眞菌爲主。臨床上治療細菌感染的方式爲施予抗生素，但若長期使用抗生素來抑制細菌，將使眞菌趁機繁殖，因此會加劇眞菌感染的機會。此時，醫師便需要給予適當的抗眞菌藥物加以治療。

## 真菌感染示意圖

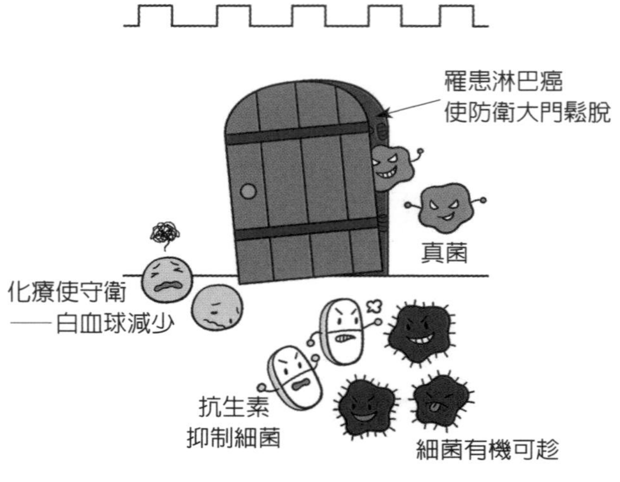


長期使用抗生素抑制細菌，將使真菌趁機繁殖。

# Q 如何防治化療帶來的併發感染？

## A 口腔潰瘍

淋巴癌病患因為化療藥物的應用，常會引起口腔潰瘍，並因此引起次發性的感染。主要的病原來自細菌與眞菌，防治的方法如下：

### 1. 用消毒液漱口

每天用特定比例的消毒液經常漱口，除了治療之外，也是一種預防口腔感染的措施。常用的消毒液有百分之三硼酸溶液和一比五千冰喃西林溶液或是一比二千洗必泰溶液。

### 2. 清潔與護理

可將棉棒或棉球先用生理食鹽水浸濕後，再輕輕地擦去潰瘍表面的分泌物和滲血。潰瘍面積小者，可以在清潔過後，在局部潰瘍處點上少許百分之一的碘甘油。如果潰瘍有眞菌感染者，可以使用稀釋過的 Nystatin 溶液漱口或是使用採口服的抗黴菌藥物。

### 3. 物理治療

運用醫院的小型冷光紫外線治療儀，進行口腔內照射的治療。此方式具有很好的消毒殺菌效果。

## 鼻出血

淋巴癌病患常見的臨床症狀之一就是鼻出血，如果只是涕中帶血的輕微症狀，通常不需要太過緊張；但如果是不容易止住的大量出血，此時除了安撫病患情緒之外，也要及時採取止血的措施。

### 1. 止血措施

使病患採坐姿或是半臥姿並且放鬆心情，此時醫護人員或是病患家屬應使用清潔棉球塞入鼻腔內進行壓迫止血。此外，腎上腺素具有較強的收縮血管的功能，可以減少出血，所以也可以用以千分之一腎上腺素液侵濕的棉球塞入鼻腔內。在此之後，可以用冷毛巾外敷在鼻腔處，加強血管收縮。

在出血量太大而不易自行止住的情形下，應該立即通知耳鼻喉科醫師以使用專業止血技術，如將吸收式明膠海綿等塡入鼻腔內，保持二十四至四十八小時有效地壓迫鼻腔黏膜小血管，可以防止再次出血。

要特別注意的是，止血之後，應在鼻腔內滴入潤滑油濕潤，才不會在取出塡充物時因爲太乾燥而再次出血；如果止血海綿於止血後沒有全數取出而被遺留在鼻腔內，很容易引起繼發性感染。

### 2.減少出血機會

如果鼻腔過於乾燥，很容易造成出血，因此淋巴癌病患應保持鼻腔濕潤。平時可於鼻腔滴入如複方薄荷油滴鼻劑、魚肝油滴鼻劑等油性藥劑，減少出血機會；此外，對於容易大量出血的病患，可以使用口服止血藥物，如 Tranexamic acid 等或是進行血小板或新鮮血漿輸注。

## 牙齦出血

通常淋巴癌病人會同時出現牙齦出血與口腔潰瘍，兩者的處理方式大同小異。

### 1.止血與清潔

牙齦出血的處理第一步就是要立即對出血部位進行加壓止血，待確認完全止血後，再清潔口腔中的血跡，以免變成血塊後在口腔內殘留，成爲細菌孳生的溫床。

### 2.用藥治療

少量出血時，若無法確認出血位置，可採冰水或是含腎上腺素的溶液漱口，以加強止血效果。若是發生難以止住的牙齦出血時，可將明膠海綿壓住牙齦進行大面積止血；如果檢查發現病人有嚴重的血小板低下，應立即進行血小板輸注。

3.注意飲食

有牙齦出血狀況的淋巴癌病人，應該使用海綿牙刷刷牙並避免吃過硬的食物，以減少牙齦受傷。

## 消化道出血

消化道出血可分為上消化道和下消化道出血，上消化道出血的主要表現為吐血或是黑便。下消化道出血的表現為便血或便中帶血。出血前、後常伴隨噁心、腹部不適或疼痛、頭昏、心悸甚至暈厥等症狀。

1.止血措施

當發現消化道出血時，採取的措施必須根據出血量多寡而定。出血量不大的病人，可以直接採用內視鏡止血或是使用藥物止血即可，不必輸血。如果病人出現大量出血，除了必須立即以內視鏡或是血管栓塞止血外，為了維持血液循環的穩定，還必須給予適當的靜脈輸液或是儘早輸血，同時使病患躺臥，下肢略抬高，以維持適當的腦部灌流。

若是出血情況未見改善，則需進行緊急手術來止血。

### 2.藥物治療及血液成分療法

常用於上消化道出血的藥物有氫離子幫浦阻斷劑或是血管收縮素。治療下消化道出血的藥物則有Tranexamic acid。若是效果不佳，可以同時考慮進行血小板或新鮮血漿輸注。

### 3.保養

消化道出血的淋巴癌病人除了接受藥物治療之外，飲食上應該避免辛辣刺激的食物以減少消化道的負擔，如有必要禁食時，也要以靜脈注射補充營養。如果有痔瘡的病人，最好接受局部硬化治療或外科手術治療，避免痔瘡破裂引起便血，並且保持定時排便的習慣。

**淋巴癌患者化療的三大影響**

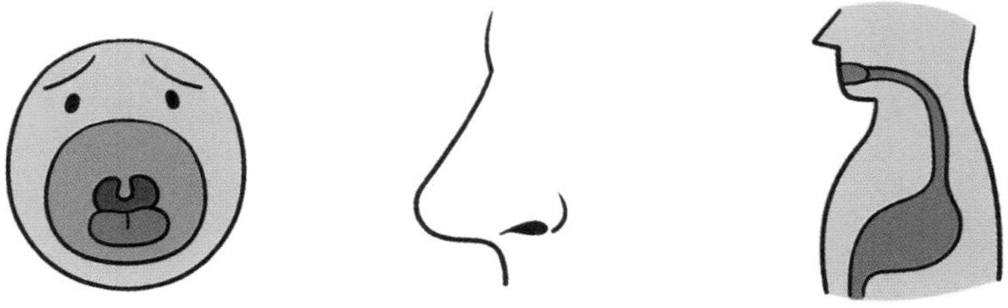


患者的臨床症狀通常集中於三大類，但只要好好照顧、調養，仍能擺脫上述的不適症狀。

# Q 什麼情況下需要考慮輸血治療？

A

雖然輸血在臨床上是經常使用的治療措施，但是對於淋巴癌病人來說，不但可能出現輕重不一的輸血反應，還可能影響淋巴癌病人的免疫功能，甚至危及生命。因此，應確認淋巴癌病人在什麼情況之下需要考慮輸血，並嚴格掌握輸血的適應症，以及建立有效而安全的治療性輸血。

淋巴癌病人輸血的適應症包括：

1. 當淋巴癌病人發生嚴重貧血時，可以進行紅血球濃厚液的輸注，並藉由輸入正常的紅血球細胞，使血液的攜氧能力恢復，改善病人組織的缺氧狀態。
2. 當患者因為疾病本身或是化療出現凝血因子低下或血小板數量降低的情況時，經由輸血補充血小板濃厚液或是新鮮血漿，可以幫助病人改善出血的情況。

一旦瞭解淋巴癌患者在什麼情況之下需要輸血，患者家屬就可以在日常做好護理，注意到可能需要輸血的情況，並及時配合醫師進行治療。

## 淋巴癌患者輸血適應症

| | |
|---|---|
| 嚴重貧血 | 凝血因子低下 |
| 血小板數量下降 | 異常大量出血 |

對於淋巴癌患者而言，輸血可能會降低免疫功能，因此對於是否進行輸血，必須謹慎把關。

# 病患反覆多次輸血有沒有好處？

淋巴癌病人除了上述情況需要輸血外，反覆輸血不僅對於淋巴癌的治療無益，還會造成下列有害的反應：

1. 發熱反應

淋巴癌病人如果反覆輸血，會引發免疫系統產生抗體，引起發熱的現象。

2. 溶血反應

溶血反應發生的原因是因爲血型不合或是受贈者體內存有抗紅血球的抗體。溶血反應的臨床表現有心悸、胸痛、寒顫、呼吸困難、醬油色尿、急性腎功能衰竭，此外嚴重時還會發生血管內瀰瀰散性凝血病變（簡稱DIC）。

3. 輸血後血小板減少性紫斑症

淋巴癌病人經過反覆輸血後，體內會形成血小板抗體。血小板抗體會與外來的血小板發生抗原抗體反應，進而影響病患本身的血小板數量，造成輸血後血小板減少性紫斑症。

## 4.肺部傷害

經過多次輸血，若捐贈者的血品中有多量的抗白血球抗體，使得抗體與受贈者體內的白血球相互作用，進而釋放大量的細胞間素及其他發炎物質，使肺部微血管的通透性增加，讓大量血液中的成分滲漏至肺泡中而引起發炎。

此反應的臨床表現爲呼吸困難、血氧血壓下降等，嚴重時甚至需要插管治療。

## 5.其他

血液中含有許多鐵質，多次輸血會造成病患體內鐵質過剩，並因此沉積在人體組織內，進一步產生嚴重的併發症，例如肝硬化、心肌變性、糖尿病等，嚴重時甚至會死亡；此外，反覆輸血也會使病患經由輸血引發病毒性肝炎或是愛滋病的機率提高。

## Q 病患出血時應如何護理？

A 有骨髓浸潤或者接受化療後的淋巴癌病患，時常會出現出血的症狀。醫護人員應安撫病患及家屬情緒，並教導家屬與病患平時準備好止血用品，也應學習如何觀察出血情況。口腔及鼻部出血的護理在前面已提過，其他部位出血時的護理如下：

1. 淋巴癌病患出血的部位，大多發生於皮膚、鼻、口腔黏膜、牙齦、顱內及泌尿道等，因此針對上述部位出血的症狀要特別注意，尤其是注射或抽血時，如果有出血的現象，要適時止血並立刻尋求醫療協助。
2. 皮膚黏膜護理醫護人員在檢查與操作時動作要輕柔。病患自身要注意刷牙、洗臉時防止太過用力，必要時暫時禁止刮鬍鬚以免產生傷口，另外平時動作要放慢速度，避免外力碰撞。
3. 淋巴癌病患如發生顱內出血，絕對要臥床休息，並且減少翻身的次數；並迅速送醫治療。必要時醫師會給予血小板濃厚液或是新鮮血漿輸注，並適時減低顱內壓力。
4. 發生於胃腸道的非何杰金氏淋巴癌病患，在治療過程中或是病程中要小心可能會發生胃腸道穿孔、出血等現象。對於首次接受化療的病患，在整個療程中應該要減少藥物劑量，避免腫瘤崩解過於快速造成大量出血或穿孔；已經發生胃腸道出血的病患，就要及時施行止血措施，必要時甚至需要進行手術治療。

### 常見出血部位

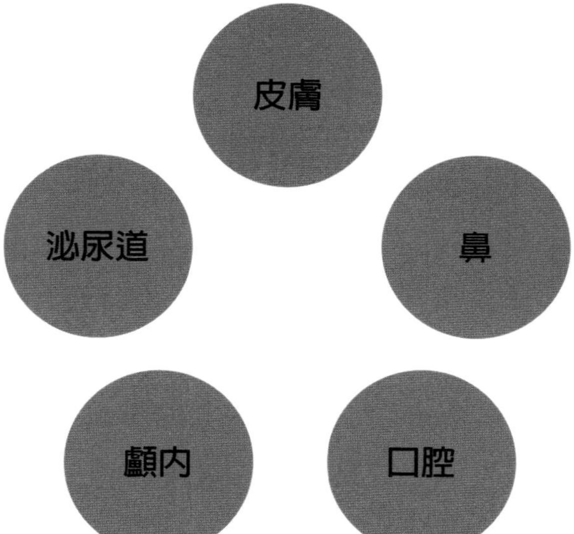


淋巴癌患者日常清理應輕柔小心，以避免出血症狀頻繁。

## Q 病患貧血時應注意些什麼？

A

淋巴癌病患常見有貧血的臨床表現，當血液中的血紅蛋白含量降低時，血液系統運送氧氣的功能就會下降，導致無法供應身體各組織器官所需要的含氧量，引起頭暈、疲倦、眼花、耳鳴、無力及記憶力減退等，更加嚴重者甚至有噁心、嘔吐的症狀。

有貧血症狀的淋巴癌病患，如果血紅蛋白低於六十克／升，就應該多臥床休息，避免起身過急造成缺氧暈厥，行走也應該有人攙扶，以免發生危險。同時，正在接受化療、放療的病患，如果有貧血的症狀出現，也應該多休息、少活動，以免導致身體的耗氧量增加。如果病患出現重度貧血，應及時輸血治療，使得化療與放療過程能夠順利。

## 貧血症狀

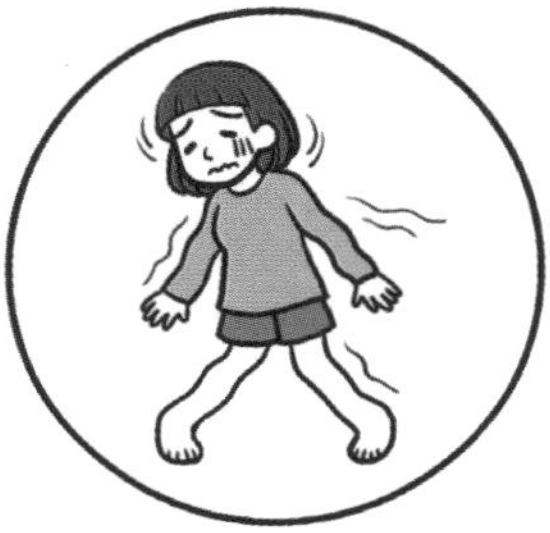

無力

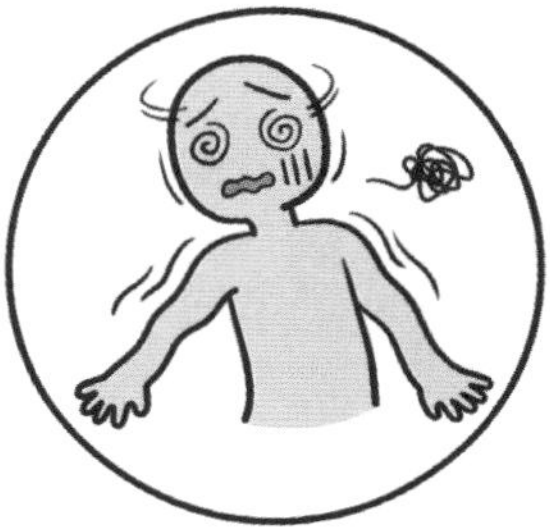

頭暈

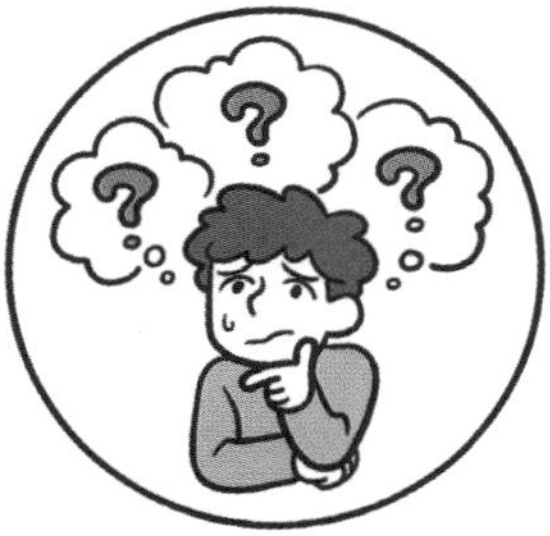

記憶力下降

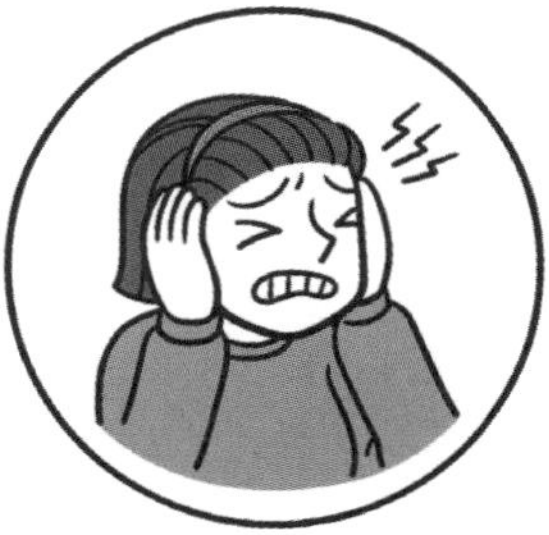

耳鳴

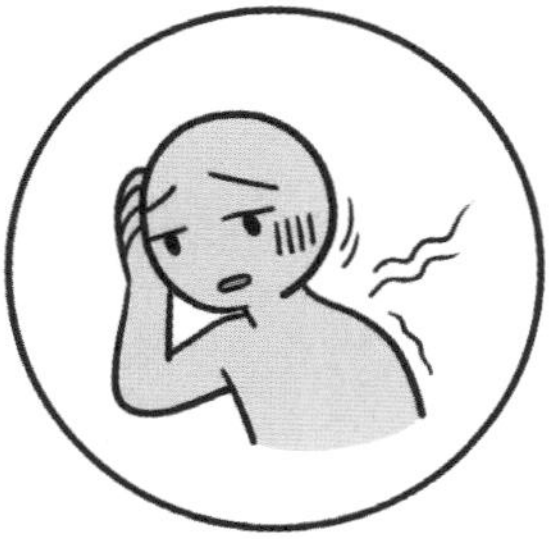

易疲

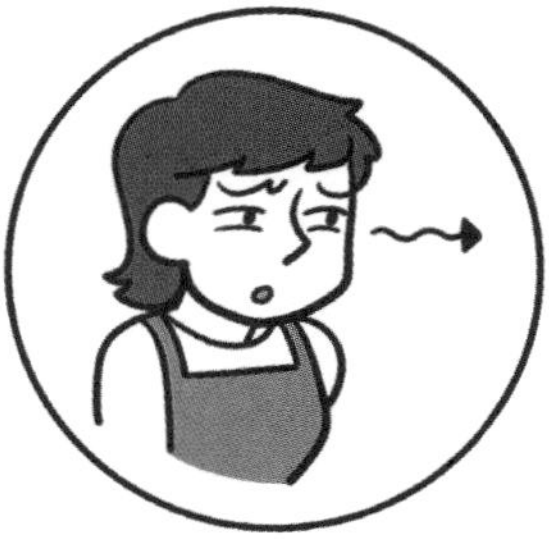

眼花

當有貧血症狀出現時，患者應多休息、少活動，避免身體耗氧量增加。

## Q 常用的止痛方法有哪些？

A 淋巴癌病患可能會出現疼痛的症狀，導致疼痛的原因多元，給予的處理方式也不盡相同：

1. 大多數淋巴癌病患的疼痛是因爲淋巴癌細胞侵犯骨骼、神經及其周圍組織，還有腫大的淋巴結造成壓迫等，因此，要緩解或是消除淋巴癌病患的疼痛，最根本的辦法就是積極治療淋巴癌，消除淋巴癌病灶。而所有的治療中，淋巴癌細胞對於放療與化療最敏感，因此施予積極的放療與化療，使淋巴癌得以有效控制，相對的疼痛也將減輕。例如對於淋巴癌骨浸潤引起的疼痛，如果給予大劑量、短療程放療，常能在短期內達到使疼痛減輕或消失。

2. 對於放療、化療無效、無法耐受的腫瘤疼痛，或是病情處於晚期階段的淋巴癌病患，此時主要採取的方式是施予鎮痛藥物。根據實際狀況選擇適合的止痛劑，並且給予合適的劑量，及時並按時使用此藥物才能有效控制疼痛，而非在病患疼痛難耐的情形之下，才給予大量的止痛劑。

3. 在平時定量、定時的止痛藥之外，有些中藥或是針灸療法，也有緩和的止痛效果，雖然作用不強，但是在與醫師討論過後，可以做爲輔助鎮痛的方式。

## 止痛的方法

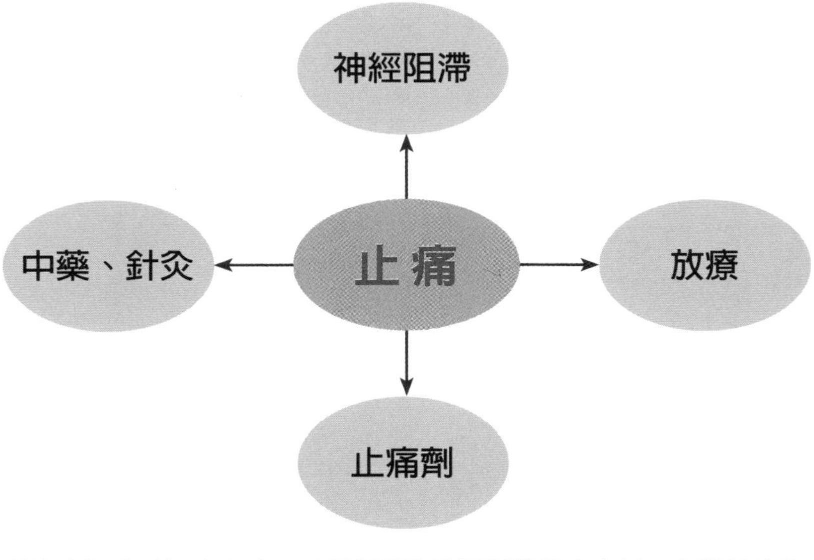


當放療無法緩解疼痛時，可考慮採取神經阻滯與止痛劑；中藥與針灸則作為輔助鎮痛的方式。

# Q 鎮痛藥物應如何選擇和應用？

A

目前鎮痛藥物的使用，多偏向於及時足量且按照固定時間給藥。臨床上也證實，按時給藥比疼痛時給藥的效果更佳，給藥劑量也相對減少。每一種鎮痛藥物的作用機制或強度都不一樣，醫師應根據病人疼痛的程度加以判斷給藥。

給藥通常優先選用非嗎啡類止痛藥，無效時則改用弱效嗎啡類止痛藥，若仍無法有效控制疼痛，最後才考慮強效嗎啡類止痛藥。許多病人在使用嗎啡類止痛藥物時會擔心成癮性，因此不願意或是拒絕使用這類藥物，但是當病患必須使用這類藥物時，表示已經沒有其他方法可以有效控制淋巴癌引起的癌性疼痛，基於減少病人痛苦的原則，仍鼓勵病患使用以保持良好的生活品質；再者根據臨床經驗，因病情需要而使用這類藥物的病人，發生成癮的機會不到百分之一，加上醫務人員會嚴格掌握給藥的劑量，所以病人可以安心使用。

一般來說，鎮痛藥物分爲三個階段性的用藥：

1. 傳統非類嗎啡止痛藥，如阿斯匹靈、普拿疼、非類固醇類止痛藥等。
2. 弱效嗎啡類止痛藥，如可待因及曲馬多（TRAMADOL）。

3. 強效嗎啡類止痛藥，如嗎啡、吩坦尼貼片（FENTANYL）。

近年來，有些專家建議將三階段的止痛用藥，簡化爲只有兩階段，意即取消弱效嗎啡類止痛藥的使用，只保留傳統非類嗎啡止痛藥和強效嗎啡類止痛藥。

會做這些改變，主要是因爲弱效嗎啡類止痛藥的止痛效果不盡理想，所以針對疼痛分數4～6分的中度疼痛可以考慮直接給予較低劑量的強效嗎啡類止痛藥，若病人的疼痛轉變爲重度疼痛時（疼痛分數7～10分），則直接調高藥物劑量，不需要再換藥。這樣除了讓醫護人員更加方便外，也可以讓強效嗎啡類止痛藥在血液中的濃度更快達到治療區間，減緩病人不適。

**鎮痛藥物常見的副作用**

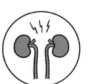

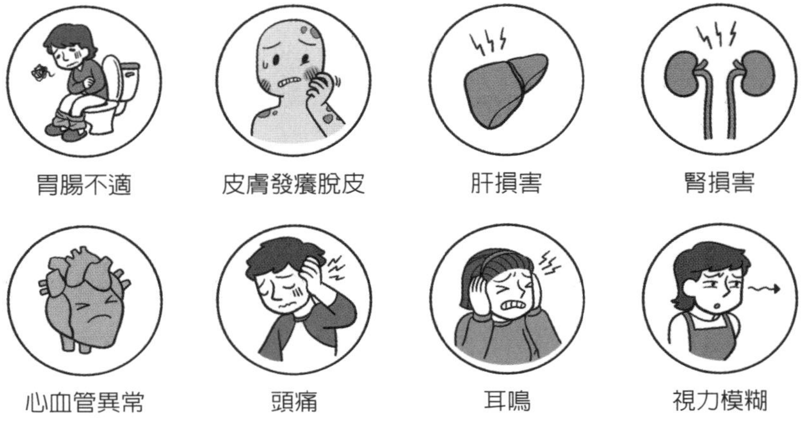


鎮痛藥物雖然能緩解疼痛不適，但同時也存在或多或少的副作用。

# Q 服藥時應注意些什麼？

A

1. 針對治療淋巴癌的藥物

服用抗腫瘤藥物時，服用方式、藥物劑量、服用的時間順序都一定要按照醫師處方或交代的方式，不要擅自改變用量。如果長期服用腎上腺糖皮質激素類的藥物，不可驟然擅自停藥，以免引起不良反應；服用對肝腎功能或是血球有影響的藥物，要定期檢查肝腎功能、白血球及血小板數目。

2. 注意服藥的時間要求

每一種藥物都有其服用的最恰當時間，例如：增加食慾的藥物就要在飯前服用，幫助消化的藥物則在飯後服用；如果藥物會對消化器官產生刺激性，如消炎痛、布洛芬等，就應該要在進食中或是飯後立即服用；服用退熱藥必須要多喝水，避免流汗失水過多；安眠藥應該於睡前半小時至一小時服用。

### 3.輔助藥品的服用方法

民間有許多關於癌症的偏方，患者千萬不能未經過醫師的評估即擅自服用，也不宜特別強調某種處方有神奇的效果。

要特別注意的是，不要隨便服用一些未經藥檢局核可的藥物，特別是有些強調「以毒攻毒」的藥物。病患在家休養期間，服藥和用藥最好由家屬安排與管理。

### 4.藥物保管的方式

服用藥物前，應注意保存期限，或是藥物外觀是否變質，以免藥物失效。尤其是居住在較潮濕的地方，藥物很容易發霉變潮或是變質。服藥用的器皿也應該經常消毒，注意衛生。

**服藥的注意事項**

- 請依指示用藥
- 不可擅自停藥
- 不可服用不明藥物
- 注意藥物的保存環境

Q

# 為何要注意補充營養？

A

隨著人類的生活水準不斷提升，環境受到汙染的程度也愈來愈嚴重，因此，近年來淋巴癌的罹患率也隨之增加。淋巴系統遭到破壞，人體的免疫力就會下降，因此淋巴癌患者需要藉由各種方式來補充營養，維持身體的抵抗力，尤其對於淋巴癌晚期的病患來說，體重下降與營養不良是經常發生的現象。

食物提供了大部分在人體中組織修復以及維持正常功能的熱量與營養素，因此對於淋巴癌病患來說，更加需要以科學的方式調整飲食來補充營養，幫助身體復原，否則會陷入營養不良所引起的抵抗力衰弱，導致病情更加惡化的惡性循環中。

相對來說，按照醫護人員及營養師的指示，安排合宜的膳食，可以確保淋巴癌患者補足對各種營養的需求，維持抵抗力，甚至減少化療所引起的副作用。當患者的體力和抵抗力穩定，在治療過程上也可以事半功倍，心情上也會比較良好，對於康復來說是一個良性的循環。

## 補充營養五大關鍵

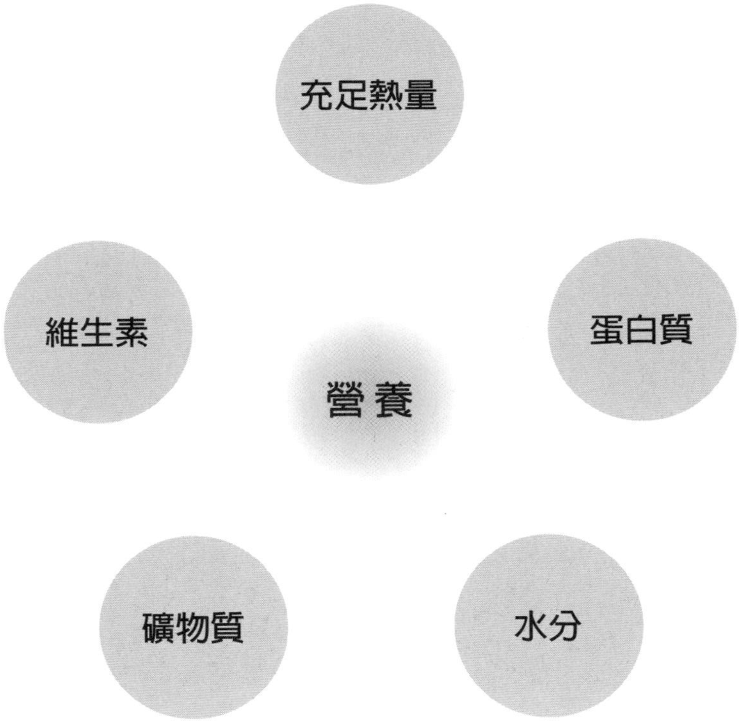


多半癌症患者會有營養不良的現象，而為使患者能在病程有良好的體力，必須把握上述五大關鍵。

Q

# 淋巴癌病患要養成怎樣的飲食習慣？要忌口嗎？

A

平日的飲食保健上，營養師建議淋巴癌患者應該多攝取鹼性食物以及抗氧化的水果，像是綠葉蔬菜、菇菌類、瓜類、豆類等，以綠葉蔬菜來說，菠菜、綠花椰、胡蘿蔔就是很好的鹼性食物，另外，豆腐、海帶、海菜、奇異果、梅子等，也是極佳的鹼性食物。

此外，淋巴癌病患的飲食習慣最好是少量多餐，因爲淋巴癌容易造成患者疲倦、營養失調等狀況，因此有計畫性地攝取足夠的營養與熱量，遵從醫師或是營養師的指示，補充優良蛋白質，對於患者來說非常重要。

至於淋巴癌患者有哪些食物要忌口，目前說法不一致，但是還是有幾個大原則：

由於淋巴癌患者的免疫功能在治療期間較低落，因此一定要食用熟食，水果方面則儘量挑選需要去皮的水果，例如葡萄、香蕉、橘子等。不能去皮的水果像是草莓、櫻桃、番茄等就應該避免，以免造成感染。

一般來說，除了刺激性食物以及菸酒之外，淋巴癌患者仍可以正常飲食，並且養成少鹽、清淡飲食的習慣。

## 飲食六習慣

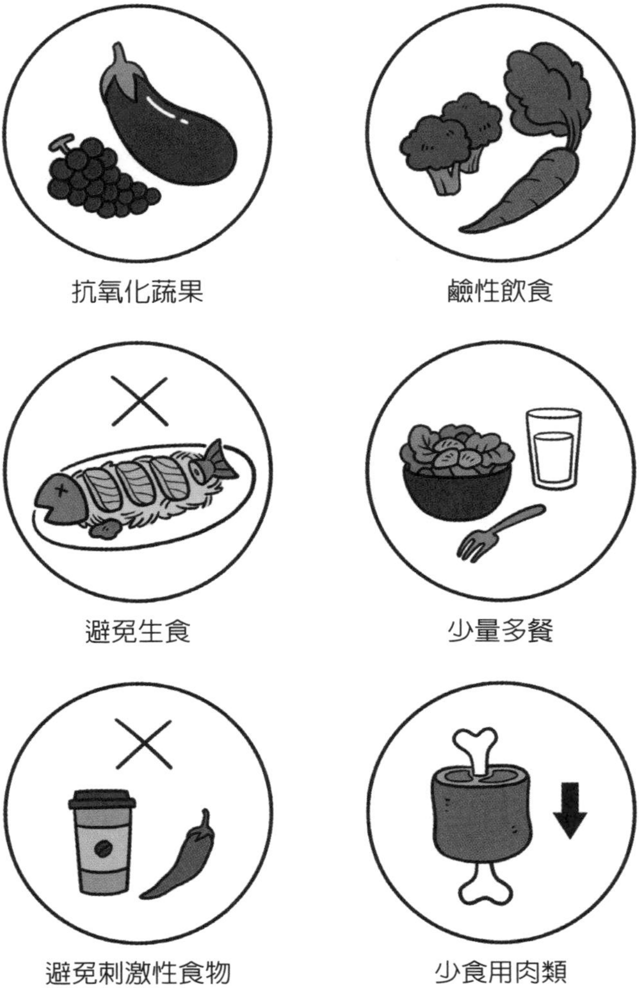
抗氧化蔬果
鹼性飲食
避免生食
少量多餐
避免刺激性食物
少食用肉類

患者應保持飲食清淡的原則。

# PART 4

# 淋巴癌病患的預後

# Q 康復活動包括哪些內容？

A 淋巴癌病患的康復治療活動，主要包括身體和精神兩方面：

1. 身體方面的康復活動

淋巴癌病患一旦確診後，在身體上的調養須多加注意。平時多休息，搭配合宜的膳食及營養補充，並在身體狀況許可與醫師的指導之下，進行適度、規律地體能鍛鍊。

2. 精神方面的康復活動

淋巴癌病患的精神康復支持著其他的康復治療，也因此醫護人員及家屬要多鼓勵病患建立戰勝疾病的信心，凡事要正向積極，消除緊張、失望的情緒。

3. 其他輔助康復活動

淋巴癌病患除了進行精神與身體方面的康復活動之外，其他如參加文化、娛樂活動、與其他病患彼此勉勵，或是在與醫師討論過後，使用中醫針灸、氣功、按摩及推拿等方式輔助康復治療活動。

## 適合病患的日常活動

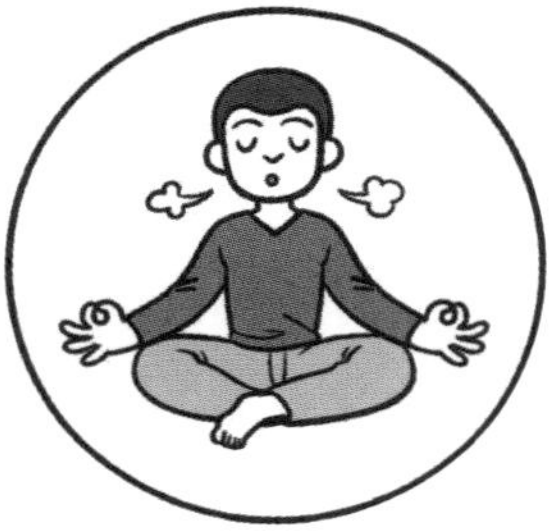

氣功

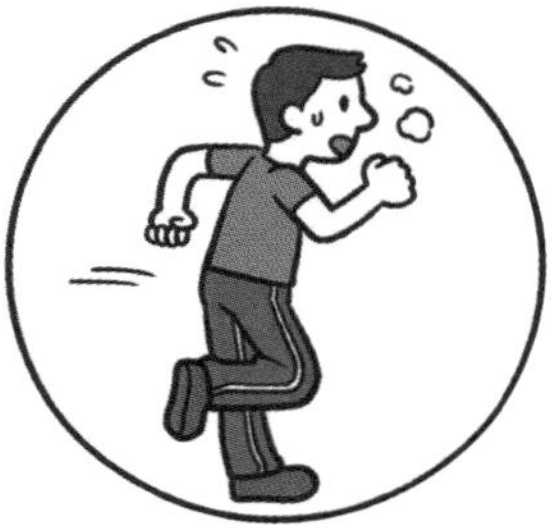

慢跑

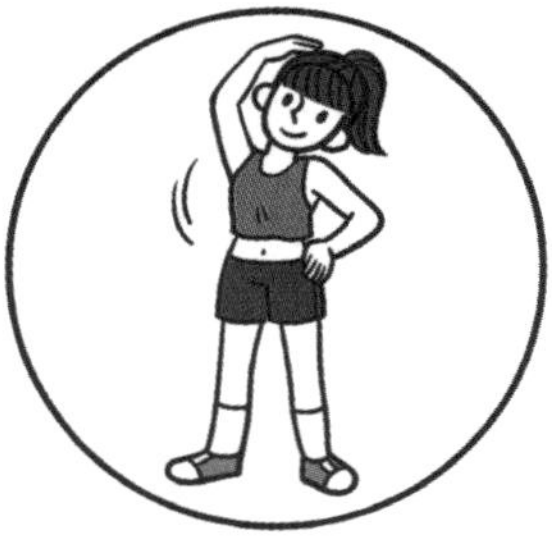

健身操

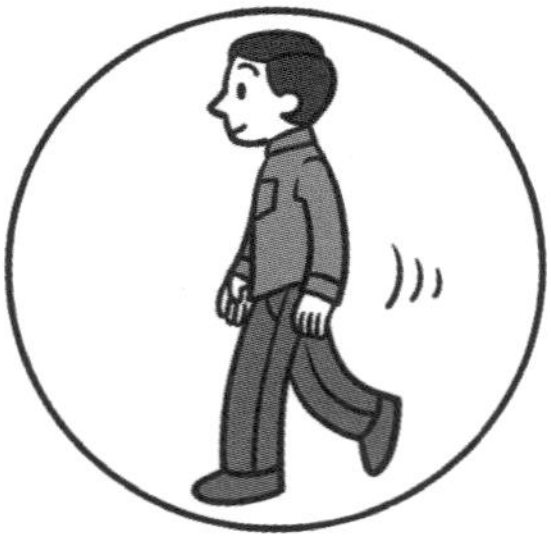

散步

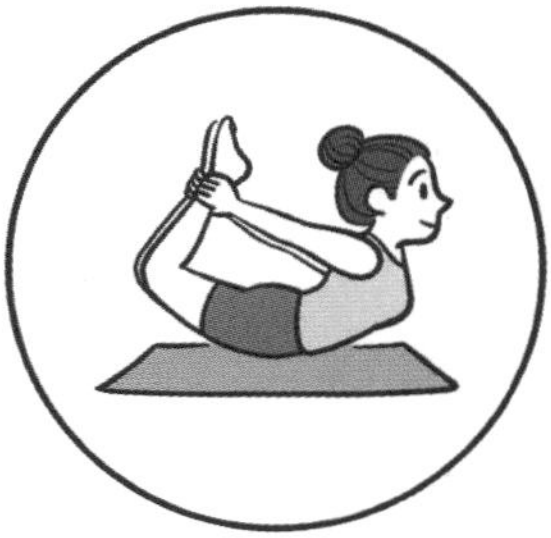

瑜伽

適度運動可增加患者的免疫力，但請選擇刺激性、危險性較低的運動，避免造成身體的負荷。

# 如何做好病患的心理護理？

一旦得知自己罹患了淋巴癌，此刻的心情，想必一定是十分擔憂、恐懼，對於自己能否治癒？治癒後是否會復發？以及治療過程中即將面對的痛苦，還有生活、工作要如何安排等等問題，都會感到憂心忡忡。

就算是治療順利，若淋巴癌病患生活在消極的情緒中，睡眠、食慾、社交等生活品質都會受到負面影響。再者，負面心理反應會引起免疫力降低，進而影響治療及預後，形成惡性循環。由此可知，淋巴癌病患的心理護理，與其他治療方式同樣重要，甚至有過之而無不及。

做好心理護理應從以下幾個方面著手：

1. 生物回饋療法

生物回饋屬於心理行爲治療的一種，原理是透過生物回饋儀將人體中產生的某些信號，以視覺以及聽覺信號的形式回饋給人體，然後病患再透過訓練以意志來主動控制這些生理信號，達到治療的目的。目前生物回饋療法主要是用來解決腫瘤患者心理的緊張和焦慮狀態，使身心學會自我調節，以輔助其他的治療來幫助病患達到康復的目的。

此外，生物回饋療法可以與其他多種療法綜合運用，達到加乘的效果。

## 2.支持性心理療法

一種以支持爲主的特殊性心理治療法，心理醫師應用勸導、鼓勵、支持、同情、啓發等各種方法，幫助病患正視目前遇到的問題，並且發揮本身最大的潛能來面對，跨越心中的恐懼，達到治療目的。在淋巴癌的臨床治療中，運用支持療法引導病患自我激勵，使得病患在治療時擁有最佳的精神狀態，達到輔助的效果。

## 3.放鬆療法

放鬆療法又稱鬆弛療法，原理是使病患按照一定的練習程序，學習有意識的控制或調節自己的心理、生理活動，使肌肉放鬆，藉此調整因爲受到情緒影響的身體功能。訓練方式經常是結合氣功、吐納法等放鬆身心的方式，採取坐姿或是臥姿等舒適自然的體位，配合呼吸調節達到放鬆的效果。

### 4.其他

醫療團隊及病患家屬應該對於病患的情緒變化要敏銳察覺，站在同理的角度，理解病患的心理變化。對於實際的病情，在病患可以承受的情況之下，也應該據實告知，並且真誠地給予病患心理及情感上的支持。同時，平時應有警覺性，防止病患因爲病情惡化而有輕生的念頭或舉動。

#### 患者的心理護理

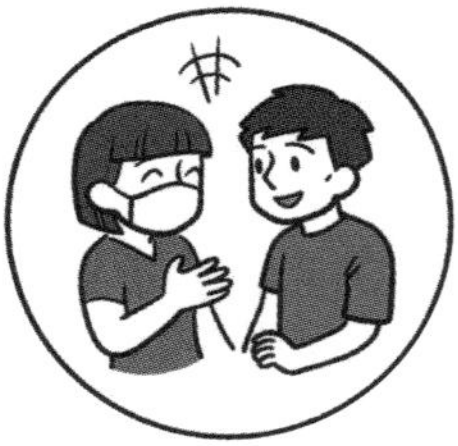

多參與病友活動

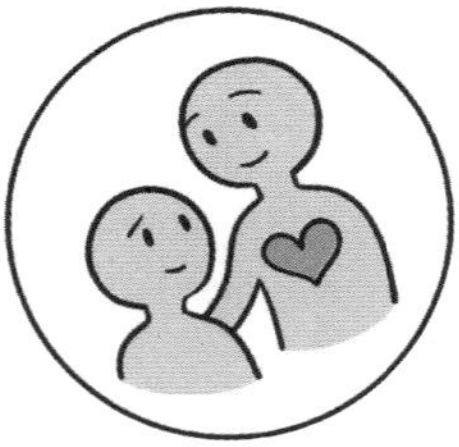

家人支持

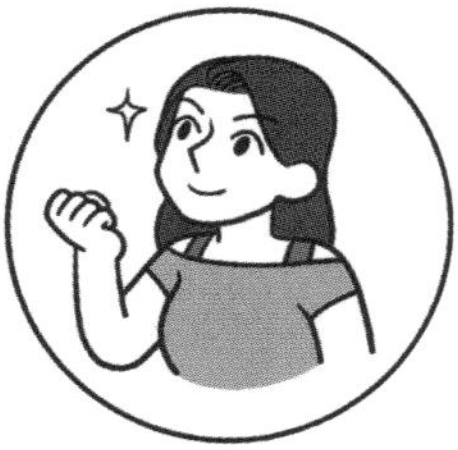

正面心態

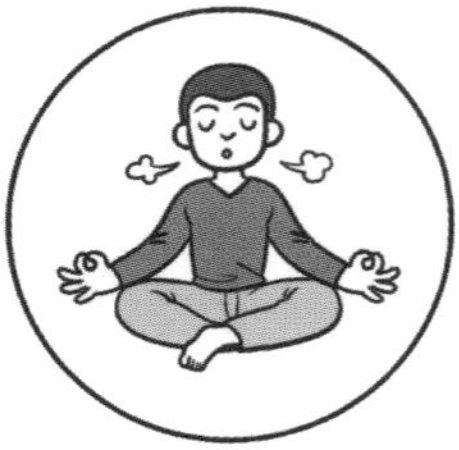

從事放鬆活動

癌症不僅會對患者造成困擾，連帶影響著家屬的情緒，因此患者和家屬都應相互傾聽、排解負面情緒。

# Q 如何做好淋巴癌病患的家庭日常生活護理？

A 淋巴癌病患的日常居家護理包含了以下幾方面：

## 1. 飲食護理

建立病患正確的營養觀念：飲食的基本原則以高維生素、高纖維質、低脂肪、適當蛋白質與熱量爲主。這可使病患充分瞭解全面攝取營養的重要性，即使化療、放療造成身體的副作用，還是應該主動積極攝取足夠的營養。

接受放療、化療的淋巴癌病患，胃口及味覺敏感度受到治療影響而降低，所以應經常變換菜色，達到色、香、味兼顧，增加病患的進食慾望。

如果病患進食困難，或是無法自行進食，可改採半流質或是流質的食物，或是使用鼻胃管灌食，來維持適當的營養。

在居家環境中，可以播放優美的音樂，幫助淋巴癌病患進食時放鬆情緒；也可以在飯前進行散步等輕微的活動，以增加食慾。

## 2.睡眠護理

導致淋巴癌病患睡眠品質不佳，主要原因爲心理因素、身體因素與環境因素。心理因素指的是由於疾病帶來的恐懼、焦慮、精神緊張；身體方面則是因爲腫瘤本身引起的癌性疼痛、併發症、傷口疼痛、感染等等；環境因素則有居住品質不佳、噪音、光線過強、溫度不宜及寢具不合適等因素。要改善淋巴癌病患的睡眠品質，應找出原因加以改善，或者是請醫師開立幫助睡眠的鎮靜藥物。

## 3.排泄物觀察及護理

淋巴癌病患的居家護理中，觀察排泄物的質量、有無血尿、血便、糞便是否太硬乾燥及有無異常現象等，是很重要的一項例行工作，如果發現異常，應請醫師施予治療或是開立藥物。

## 4.皮膚護理

如果淋巴癌病患長期臥床，皮膚受壓迫的地方，就會容易導致褥瘡，照顧者應該經常幫忙病患更換體位，按摩皮膚，並防止尿液及糞便污染皮膚，一旦發現有潰爛的部位，就應該按照褥瘡的分期方式對症處理。

### 5. 觀察體重變化

根據臨床研究發現，淋巴癌病患的體重變化和疾病的穩定性密切相關，同時病患的體重也是一個評估病患營養狀態的指標。換言之，如果淋巴癌病患的體重下降達百分之二十，也就表示病患的生理機能屬於營養不足的狀態，應該採取相關護理，例如施予靜脈滴注高營養劑治療等。

日常居家護理

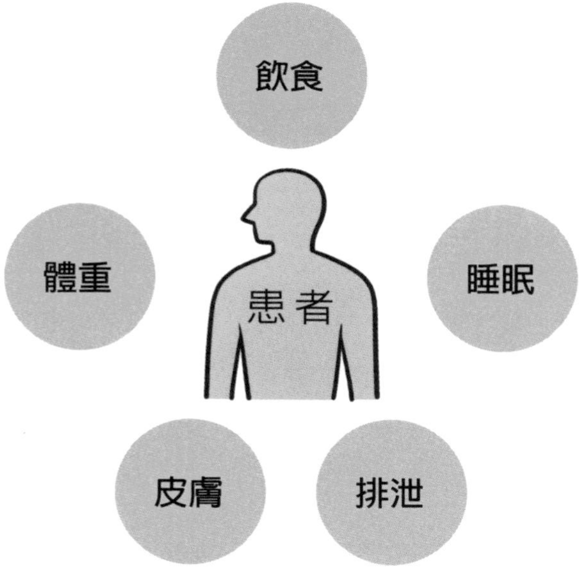


從日常小細節觀察患者的病情變化，有助於日後醫療追蹤。

## Q 病患應如何做復健運動鍛煉？

**A** 淋巴癌病患如果臥床時間過久，缺乏身體的鍛鍊，有可能會出現肌肉萎縮無力、關節僵直、器官組織退化等徵狀。復健運動鍛鍊的目的，就是根據患者的實際狀況，包括體質、病情、年齡等，選擇適宜項目，幫助淋巴癌病患藉由主動及被動鍛鍊的方式，恢復身體功能的機能。

### 1. 主動鍛鍊

以病患自身的能力可以做到的各種形式運動，主要以提高肌肉張力、持久力與耐受力爲主。康復運動鍛鍊應該由簡入繁，份量也是從輕微運動漸漸增加，以病患可以承受爲限度。若本來臥床的病患可以先由緩和的床上體操開始，漸漸再下床走動。散步是最簡單又實用的鍛鍊方式，但是要注意避免到人多的公共場所，以免造成呼吸道感染。

### 2. 被動鍛鍊

被動鍛鍊的方式是藉由他人的操作，使淋巴癌病患被動性地接受運動，例如藉由幫病患按摩，改善局部血液循環，同時也使病患心情放鬆，達到幫助恢復身體機能。

## 康復運動的兩大類型

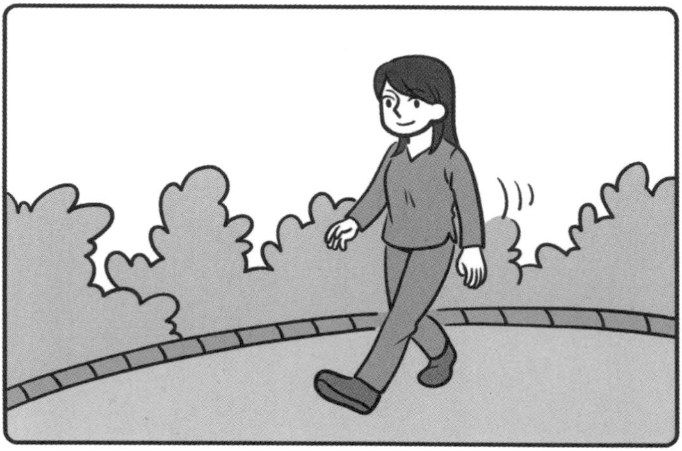

主動鍛鍊

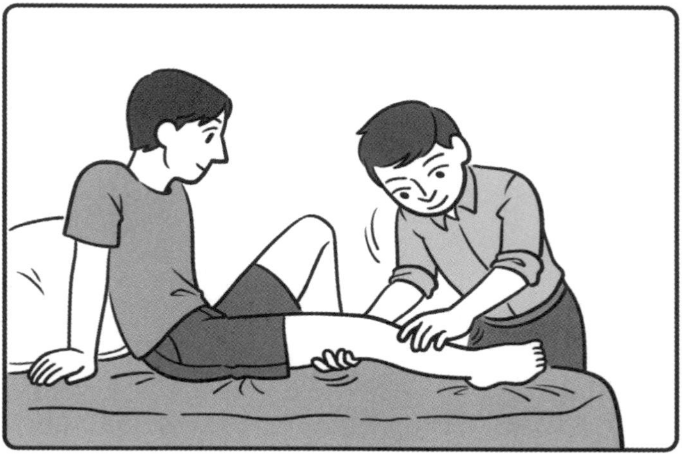

被動鍛鍊

康復運動應依照患者的體質、疾病、年齡等，選擇真正適宜的類型。

Q

# 病患可以正常工作、學習嗎？

A

使淋巴癌病患恢復健康與正常的生活，是治療的最終目標，正常的生活包括了從事適當的工作、學習及社交生活等。雖然我們不必依照傳統觀念，只要患了癌症，就會完全喪失工作與學習能力，但每一個人的病情不同，以及治療過程中，不論是效果或是副作用、併發症等程度也因人而異，因此是否能恢復完全的工作與學習能力，必須視實際狀況而定。

病情早期就被發現的淋巴癌病患，可以及早治療並儘快達到完全緩解，若在緩解期沒有任何不適出現，可以先從參加一些不耗費過多體力的工作和學習開始；如果淋巴癌病患取得完全緩解後，在體力與精神方面大致恢復，基本上可以恢復工作能力。這對於病患來說，精神上會漸漸恢復自信心，在工作與學習過程中獲得的成就感與慰藉，對於淋巴癌的康復也有益處。

相對地，如果淋巴癌病患的病情較爲嚴重，或是剛經過大劑量化療或骨髓移植，最好不要勉強恢復工作和學習，免得在免疫力低下的狀況，因爲過度疲勞反而使得治療效果事倍功半。

## 重返日常生活的五大因素

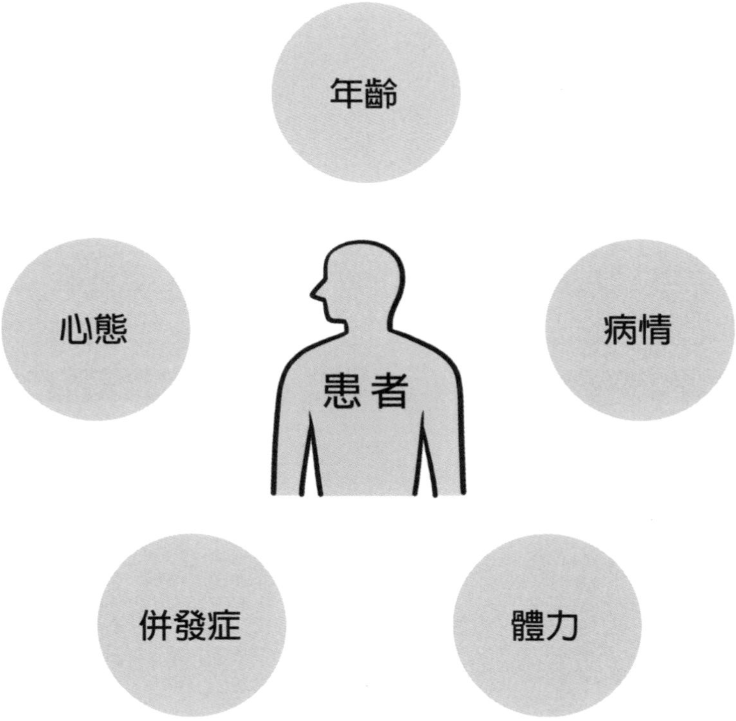


患者能否重返職場、社會，需考量五大因素，切勿給予自己太大的心理壓力。

## Q 淋巴癌病患在康復過程中應如何安排日常生活？

**A** 獲得完全緩解的淋巴癌病患，接下來大部分的時間都是在居家環境中度過，因此，如何安排淋巴癌病患有完善、舒適的日常生活，就變得很重要。以下有幾個原則：

### 1. 規律的生活作息

淋巴癌患者在治療期間，由於需要時常配合治療，而使得原有的生活步調紊亂，失去規律，因此在獲得緩解之後，就必須重新建立生活秩序，凡事按部就班。此時日常作息中的運動、娛樂、睡眠、進食等，都要逐步恢復，以建立規律的生物時鐘，使身體各系統都能各按其時的運作及發揮功能，有助於身體康復。

規律的生活作息中，最重要的就是保持充足的睡眠。長期缺乏睡眠會造成人體免疫力低下，這對淋巴癌病患的康復有很大的影響，至於睡眠時間需要多久，視個人的活動量與睡眠習慣而定。最重要的是在睡眠時，要儘量讓身體放鬆，維持良好的睡眠品質。

## 2.飲食講求營養均衡

對於完全緩解的淋巴癌病患來說，飲食並非越營養越好，而是針對個人需要，配合營養師的建議，定時定量地攝取均衡營養，並避免接觸有致癌物質的食物。

## 3.預防感冒及其他傳染病

淋巴癌病患的抵抗力本來就比正常人低，更加容易受到細菌、病毒的侵襲，如果因此感染感冒、肺炎、腸炎等疾病，很容易就導致全身性感染或是敗血症，因此千萬要謹慎預防其他疾病的感染。

## 4.維持樂觀穩定的情緒

身心平衡對於疾病的康復是很重要的因素。獲得完全緩解的淋巴癌病患，應保持樂觀的情緒，使病情穩定。如果在生活中遇見負面的事件，要注意儘量降低情緒波動，因爲精神過度起伏很容易使免疫功能降低導致病情惡化。

## 5.適當的娛樂與運動

在日常生活中培養生活情趣，可以爲病患帶來愉快的心情，諸如繪畫、釣魚、聽音樂、觀賞電影等。患者可以找到適合自己的興趣來調劑生活；同時，適量的運動可以幫助病患放鬆心情、減少緊張，還能改善睡眠品質與提升免疫力，所以平日最好能養成適度運動的習慣。

## 6.避免過度疲勞

有些病患一旦康復，就會心急於恢復工作，重返娛樂與社交生活，或是抱著用有限的生命儘量完成更多想做的事情。這種想法雖然心態上是積極的，但是勞心或勞力都會導致精神與體力的過度損耗。此外，過度的運動或是性生活，也會導致體力的損耗。

因此，淋巴癌病患在康復過程中，安排合宜均衡的日常生活，對於健康的恢復是非常重要的一個環節。

## 日常調養六大原則

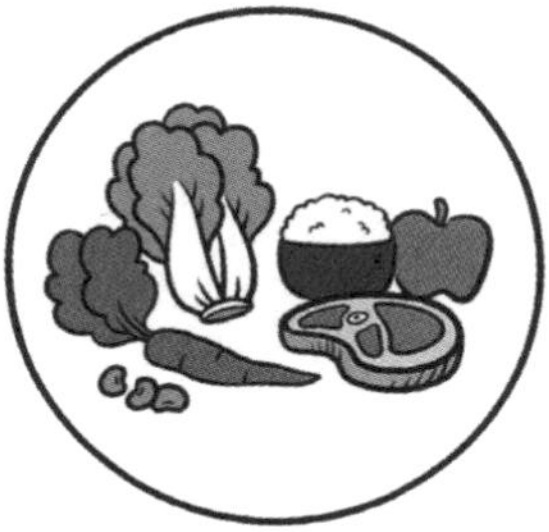

飲食均衡

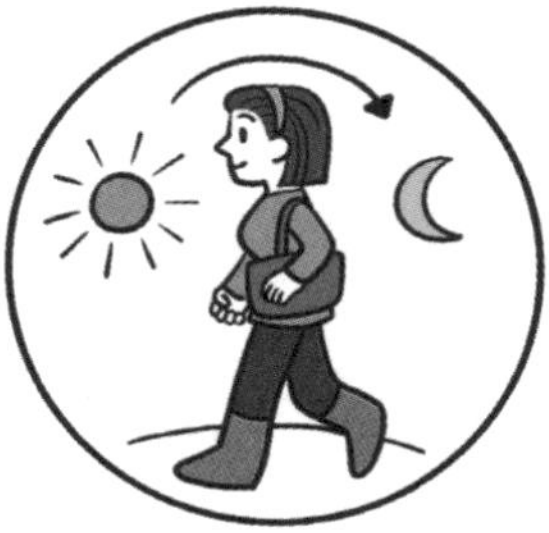

規律生活作息

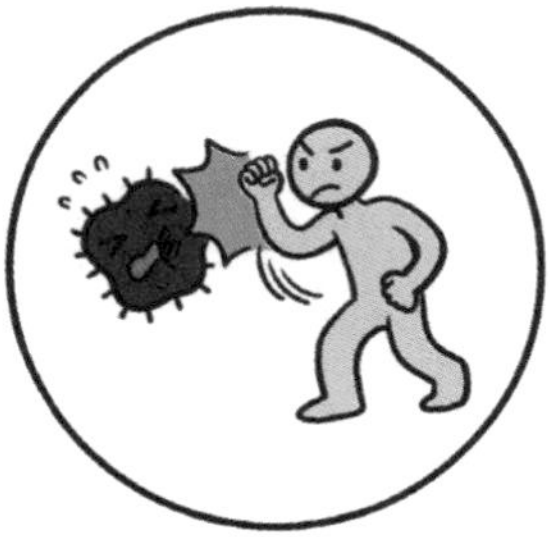

預防疾病

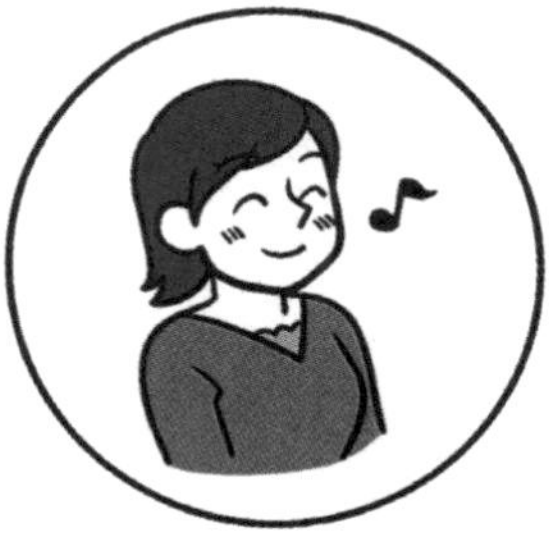

樂觀情緒

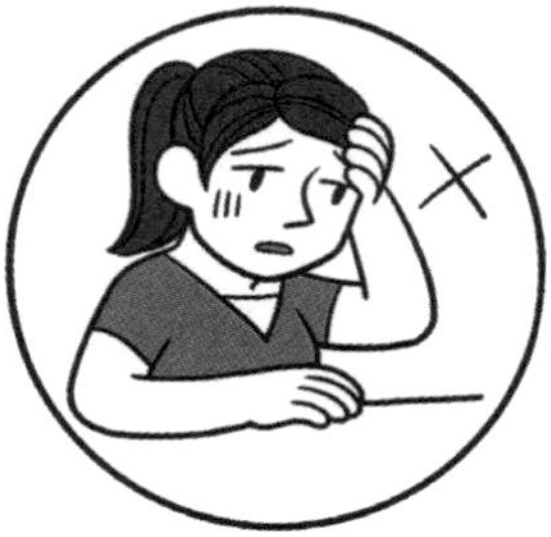

避免疲勞

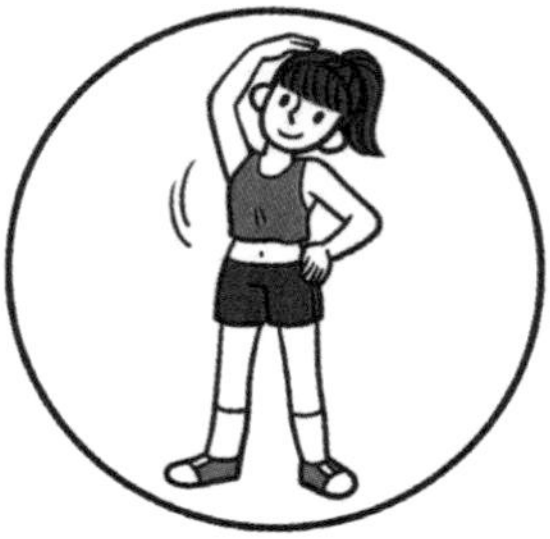

適當運動

遵守六原則，康復生活沒煩惱。

## Q 淋巴癌患者是否要節制性生活？

A 對於已婚人士來說，和諧的性生活是維繫夫妻感情的重要因素之一，同時，對淋巴癌病患來說，也是評估生活品質的項目之一。

在經歷化療、放療以及造血幹細胞移植的過程中，病患在身體上承受的勞累、副作用，以及心理上的情緒、壓力，必然會降低對性生活的興致與慾望。這是身體自然調節的機制，再加上病患此時體力虛弱，也不宜進行性生活。

在完成治療之後，病患隨著體力、精神的恢復，自然會有性生活的需求，此時有適當的性生活，也有利於調節夫妻之間的關係。此外，性生活並不會成爲淋巴癌的傳染途徑，也不會影響病患及配偶的健康，更不會因此增加淋巴癌的復發率。最重要的是，透過向醫師諮詢，依照每個人不同的狀況，來達到美滿的性生活。

## 性生活考量

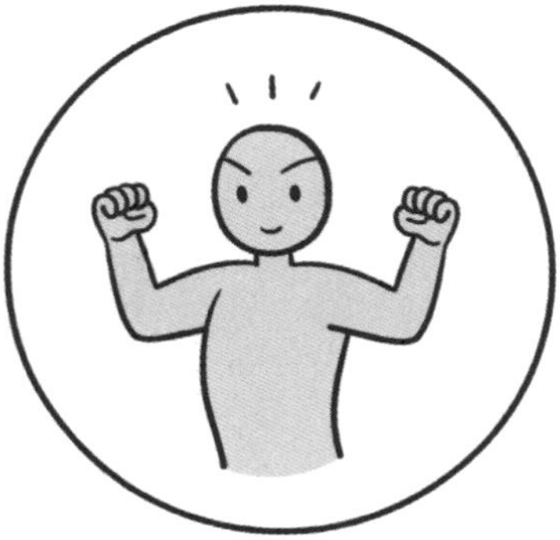

患者體力

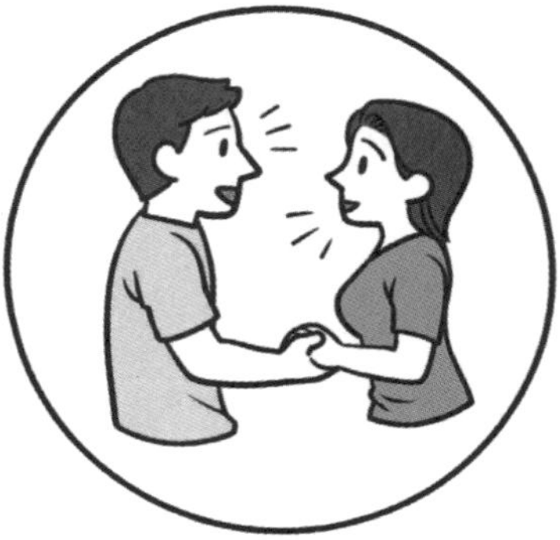

伴侶溝通

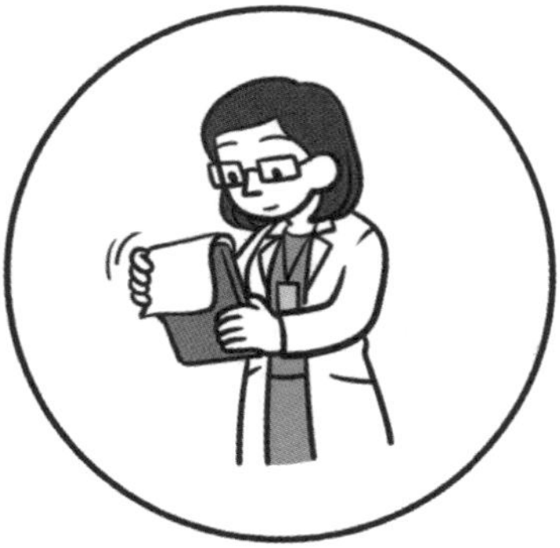

醫師評估

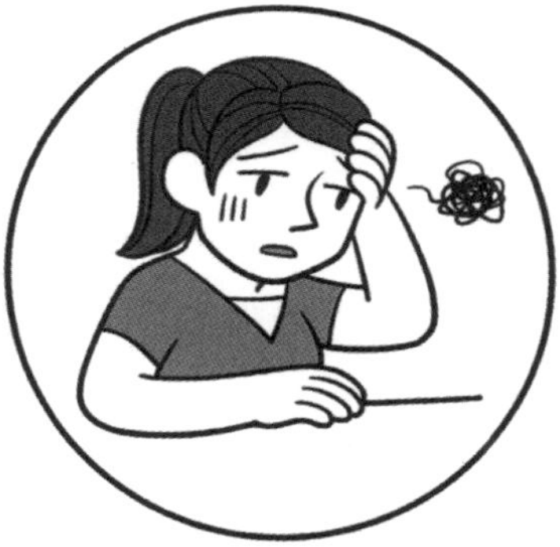

患者病情

性生活並不會成為淋巴癌的傳染途徑，也不會導致患者復發。只要患者整體評估良好，就能擁有性福人生。

# Q 淋巴癌病患為什麼要特別注意預防感冒？

A 在日常生活中，感冒是很常見的疾病，對於身體健康的人來說，只要能夠確實預防併發症，一週內就能痊癒，但對於淋巴癌病患來說，一旦感冒就很容易併發感染，不只不容易痊癒，也會影響到癌症的治療。因此，淋巴癌病患要避免出入人多的場所、防止過度疲勞、注意天氣變化……隨時保持身體健康，預防感冒。

## 預防感冒這樣做

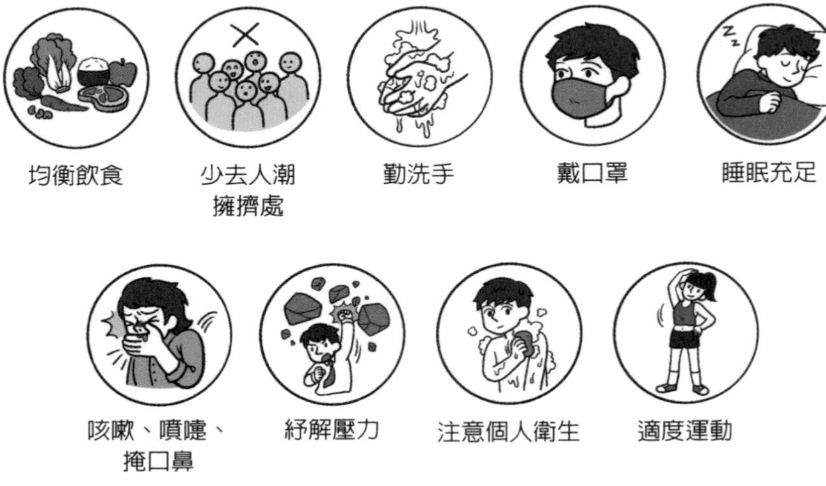
均衡飲食
少去人潮擁擠處
勤洗手
戴口罩
睡眠充足
咳嗽、噴嚏、掩口鼻
紓解壓力
注意個人衛生
適度運動

增加免疫力絕對是預防感冒的不二法門。

# Q 怎樣預防淋巴癌復發？

A
淋巴癌病人最大的隱憂就是在獲得緩解之後，不知道日後會不會復發。雖然醫學上對於治療淋巴癌的技術已經進步許多，但是仍然有病人在緩解之後復發，因此，爲了預防提早發覺復發，應該注意幾點：

## 1. 透過時常複查來及早發現

對於所有完全緩解的病人來說，最重要的措施就是要經常複查，複查的內容包括自我檢查與醫院定期複查。雖然淋巴癌復發在治療上會更加困難，但是及早發現、及早治療，相較之下來還是可以獲得較好的療效。

淋巴癌病人應該與醫師長期保持聯繫，如果出現體重減輕、貧血、發熱及食慾不振等症狀，就應該及時到醫院檢查，如此才能發現是否有併發症或後遺症，也可以早期發現淋巴癌是否有復發。

## 2. 積極地配合復發後的治療

如前面所提，淋巴癌病人儘管接受了大劑量的化療，體內還是會有一小部分殘存的淋巴癌細胞，因此淋巴癌病人在接受抗復發治療並達到緩解之後，如果身體狀況許可，應該要繼續接受鞏固治療，也就是所謂的造血幹細胞移植。在移植之後，除了做好居家照護之外，絕對要按照醫師的要求，持續到醫院定期複查。

## 3. 治療慢性疾病增進身體功能

如果淋巴癌病人本身患有慢性疾病，例如腎臟病、關節炎、慢性氣管炎、冠狀動脈心臟病等，往往會影響病人局部或是全身的功能，導致對淋巴癌治療後的身體康復有某種程度上的負面影響，因此應該要積極地進行治療與保養。

## 4. 選擇適合的運動療法

運動療法可以促進淋巴癌病人身體機能的恢復與強健，因此處於恢復期的病人應該選擇適合自己的運動療法，例如氣功、太極拳、慢跑等，都可以增強人體的自癒能力，強身健體。

## 5. 其他促發因素的

除了罹患其他疾病影響身體機能之外，淋巴癌病人的心理健康也很重要，負面的情緒如恐懼、絕望、過度疲勞、心情壓抑等，都會因此影響身體機能，因此在康復期間應該要積極避免。

## 預防病情復發

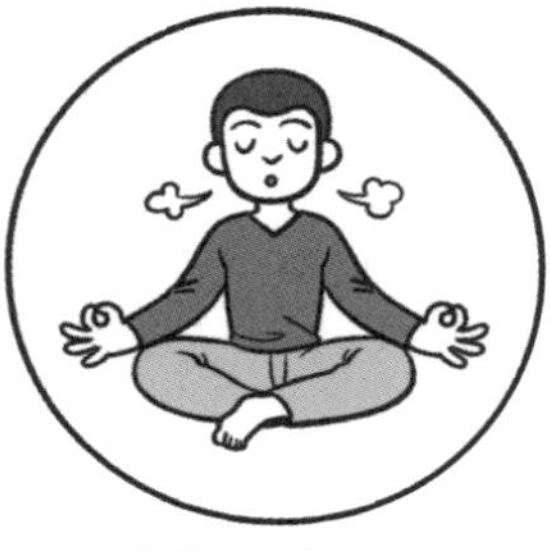

定期回診追蹤

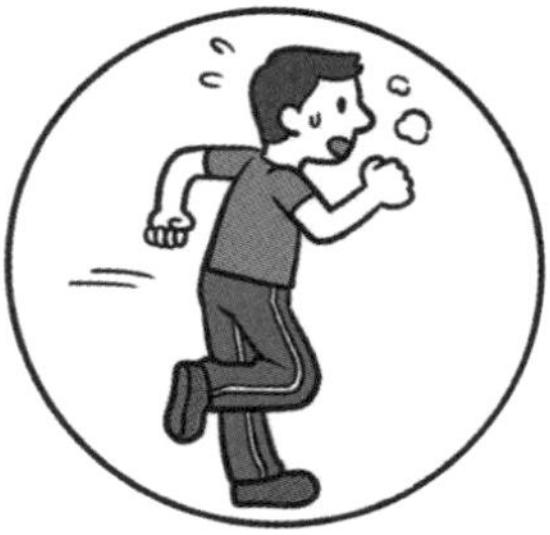

提升自我免疫力

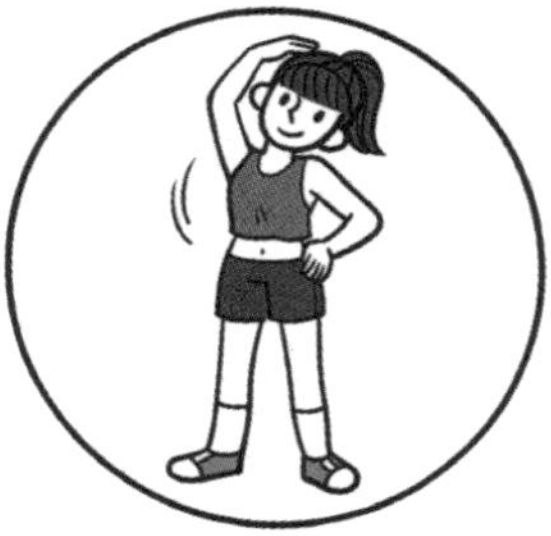

治療／擺脫慢性病

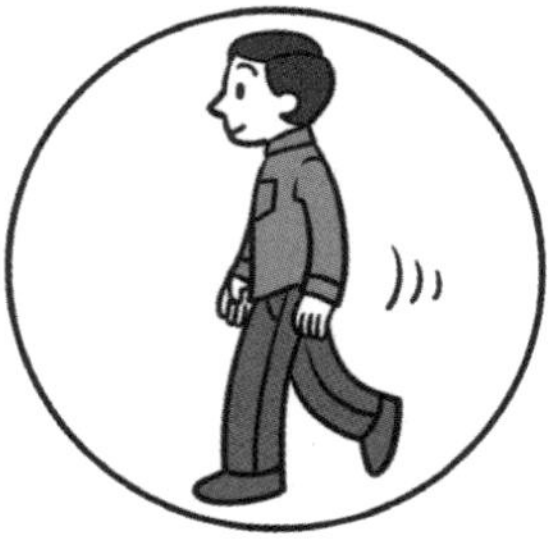

適量運動

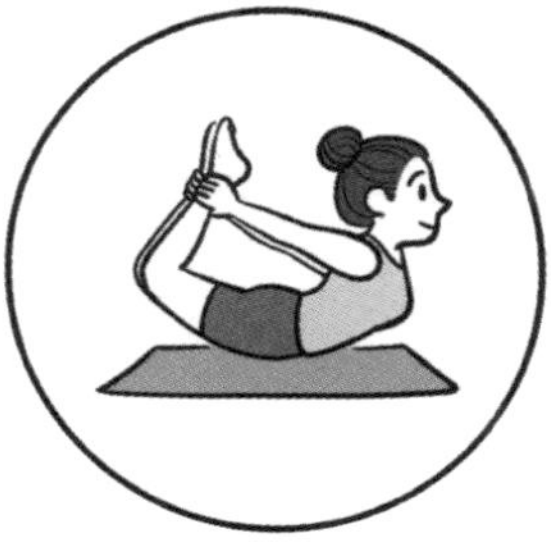

維持好心情

任何疾病術後最怕有復發危機，因此定期回診追蹤絕對是不二法門。

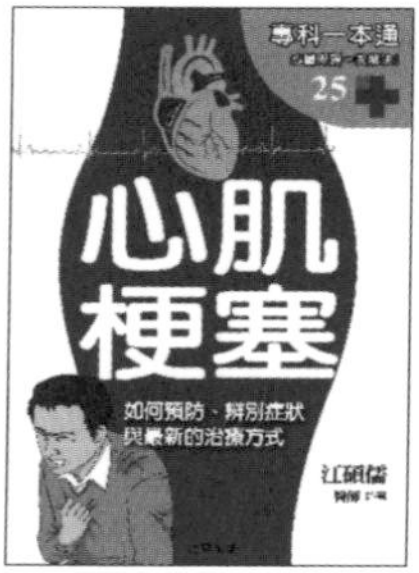


## 《心肌梗塞》

江碩儒◎著 / 定價：250元

最沉默隱形的殺手！恐引發心律不整、衰竭、休克、瓣膜斷裂、心肌破損……！

隨著科學與醫療的一日千里，現今大多數的感染類疾病都可順利痊癒，連令人談虎色變的癌症也能得到控制。如今，反而是**體內器官系統的老化才是我們的頭號大敵！列居十大死因第二名的心血管疾病更是隱形的殺手**，時時潛伏在你我身邊。其中**最需要注意的便是心肌梗塞**，因爲它來得快、來得急，來得讓人措手不及！

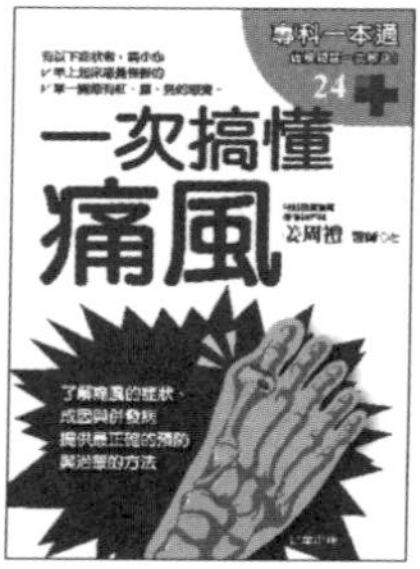


## 《一次搞懂痛風》

姜周禮◎著 / 定價：300元

痛風與高尿酸在30歲以上男性最常見，全國痛風患者推算有40萬人左右。

過去被稱爲「**帝王病**」，如今更名爲「**酒肉病」，偏好肉類、重口味、高脂肪、高熱量食物的人，請特別注意**。本書將爲你介紹：痛風的成因與症狀、檢查到治療的流程、容易致死的痛風併發症、易引發痛風的高危險群、如何預防痛風與如何和痛風相處。

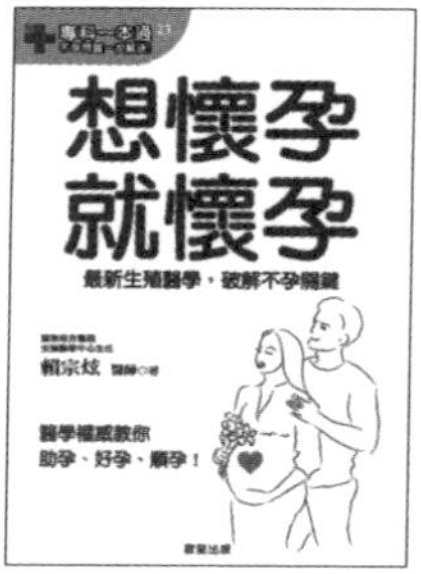


## 《想懷孕就懷孕：最新生殖醫學，破解不孕關鍵》

賴宗炫◎著 / 定價：290元

不孕症的原因百百種，國內生殖權威教你「好孕」連連！

請打破「不孕是女性有問題」這個觀點！**造成不孕的原因可能是男性、女性，或是兩者共同的問題所致**。根據統計，台灣每7對夫妻就有1對不孕。想要懷孕眞的有那麼困難嗎？問題到底出在哪裡？不單針對女性，全面破解男女孕事的關鍵書籍！

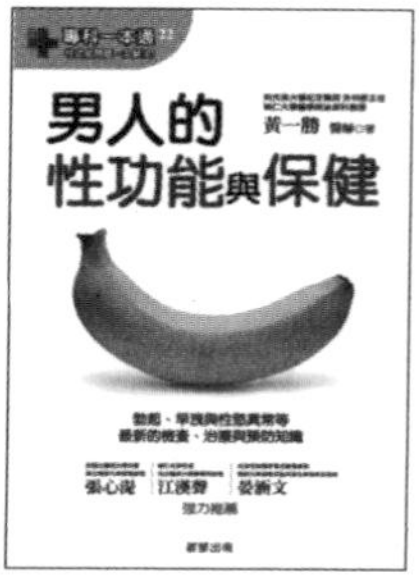


## 《男人的性功能與保健：勃起、早洩與性慾異常等 最新的檢查、治療與預防知識》

黃一勝◎著 / 定價：290元

重振雄風絕對不是問題！只要找對方法就行了！

性功能障礙是男人**從青春期到年老期，都有可能「意外」發生的狀況**。以超淺白文字加上清楚圖解，一次搞定所有「性」問題，重回美好的性愛。本書由泌尿科權威所編寫，詳述8大性功能問題，並將各個層面做完整、有系統的介紹，疾病不再複雜！

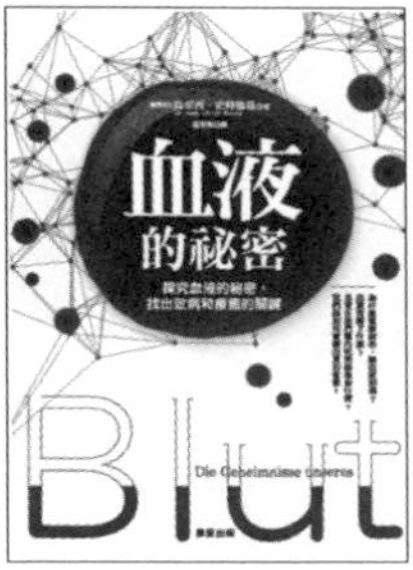


## 《血液的祕密：探究血液祕密，找出致病和療癒的關鍵》

烏里西・史特倫茲◎著 / 羅秀青◎譯 / 定價：390元

血液含有許多種數值，這些數值與我們的生理或是心理健康息息相關！

有時候我們無法察覺身體的些微改變，但**只要觀察和追蹤血液數值**，便可以快速掌握身體的狀況。甚至進一步運用分子醫學，以血液的參數值調整身體，有效地控管病狀或疾病。

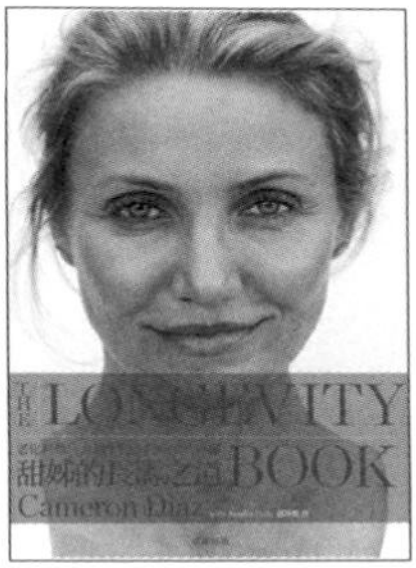


## 《甜姊的長壽之道：老化科學、力量生物學與時間的特權》

卡麥蓉・狄亞 / 珊卓・巴克◎合著 / 郭珍琪◎譯 / 定價：450元

這不是一本抗老化的書，我不想你活在老化的恐懼中，
身為一個女人，我想我們要談論的是老化的方式。

隨著年齡增長，我們可以為自己做的最好的事情，剛好也就是一些我們最喜歡做的事。享受美食、鍛煉肌肉、優質睡眠、愛人、歡笑……這些活動讓我們成為更美好的人。**本書將分享老化的科學觀點**，讓你在老化的過程中坦然愉快的向前。

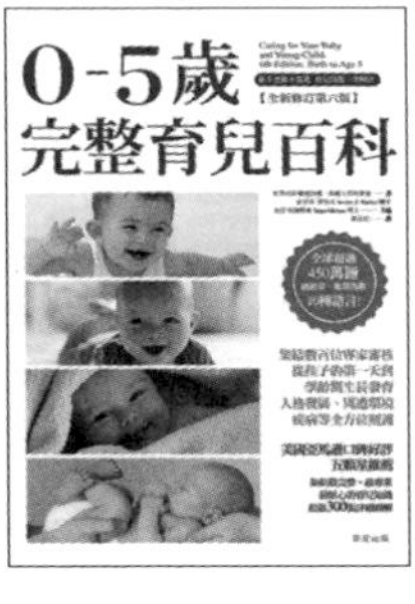


## 《0-5歲完整育兒百科》

美國小兒科學會◎著 / 郭珍琪◎譯 / 定價：899元

0-5歲是孩子身體發展的快速成長期，也是奠定孩子性格的重要關鍵期。

孩子是父母最寶貴的禮物，和寶寶相處是一段美好的時光，**隨著他的性格發展**、他的笑聲，以及和你在一起的快樂，天天都是神奇美妙的一天。對他而言，每天都有驚喜、新的成就，對你而言則是一份特別的體驗。如何守護好心肝寶貝成了人生重要、也棘手的考驗！

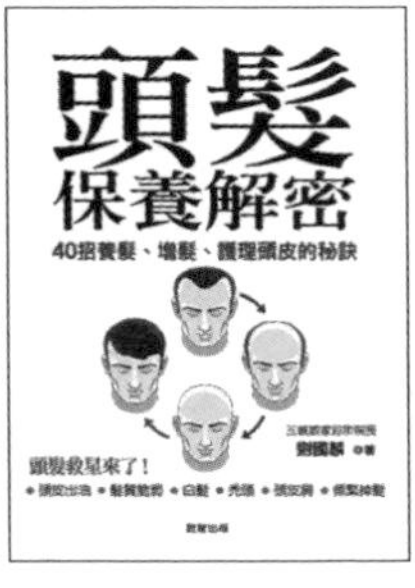


## 《頭髮保養解密：全方位養髮、增髮、護理頭皮的秘訣》

劉國麟◎著 / 定價：260元

頭髮救星來了！一次搞定禿頭、頭皮出油、頻繁掉髮、髮質脆弱、白髮與頭皮屑！

本書由專科醫師教你生髮・增髮・護髮，由**從生活與飲食改變，養好頭皮、頭髮**，一次解決掉髮、禿頭、頭皮屑、分叉等各種問題。掉髮、禿頭不再是絕症！30天就讓你擁有豐厚黑髮！

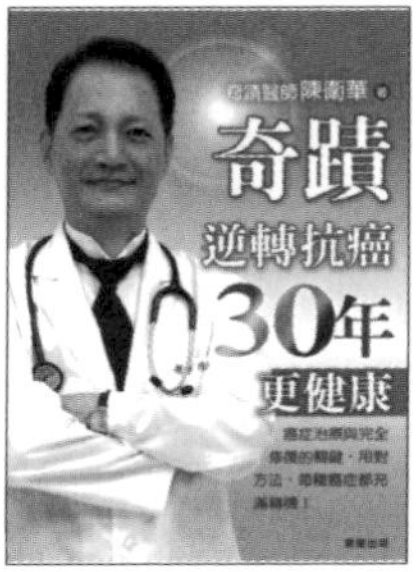


## 《奇蹟逆轉，抗癌30年更健康：癌症治療與完全修復的關鍵》

陳衛華◎著／定價：300元

3次罹癌後更健康的奇蹟醫師陳衛華將告訴你，癌症治療與完全修復的關鍵！

**用對方法，每種癌症都充滿轉機！**從爭取治療時間、轉換信念、到體力強化，最後回歸飲食、運動與身心靈調養。63歲的他，不但抗癌成功，更是精神奕奕。

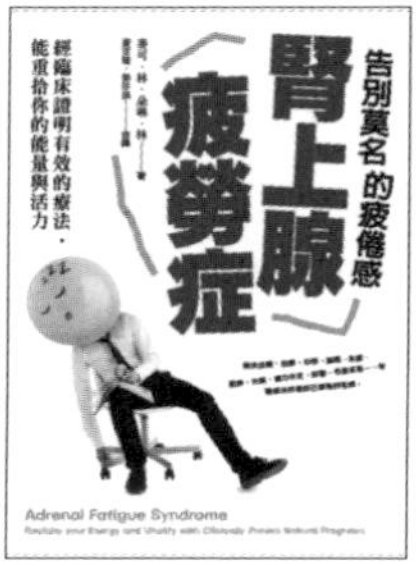


## 《告別莫名的疲倦感 腎上腺疲勞症》

麥可・林、朵琳・林 ◎合著／黃丞隆、郭珍琪 ◎合譯／定價：300元

經臨床證明有效的療法，能重拾你的能量與活力。

睡很飽，還是沒精神？壓力大、常過敏、沒性趣？或是這裡怪那裡痛，但就是檢查不出原因……那麼，你可能有「腎上腺疲勞症候群」！**現代人因過度工作、人際關係緊張、不良的飲食生活、長期處於生活壓力之下，使腎上腺因工作過度而疲乏**，引發各種連醫生都很難醫治的疑難雜症。

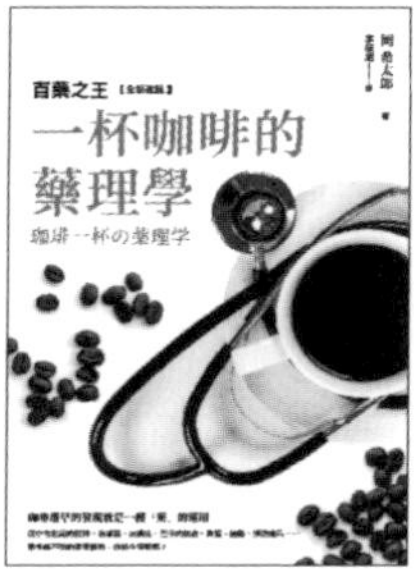


## 《百藥之王：一杯咖啡的藥理學【全新改版】》

岡 希太郎◎著／李毓昭◎譯／定價：200元

從最早咖啡被發現起，就是作爲一種「藥」的運用。

咖啡所含的綠原酸、葫蘆巴鹼、咖啡因、尼古丁酸和維生素$B_3$等各種成分，已有相當多的文獻證實能夠強身健體，預防各種疾病，如：肝癌、第二類型糖尿病、高血壓、老人癡呆、降血壓、帕金森氏症……**美好的生活不應只是培養獨特的品味，更應兼具身體的健康保健！**

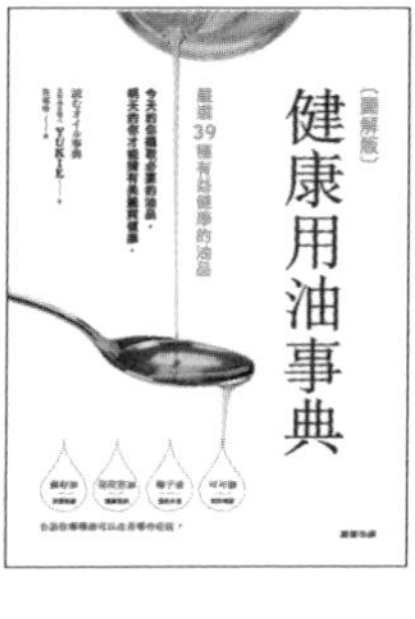


## 《圖解版健康用油事典：從椰子油到蘇籽油，找到並選擇適合自己的油品》

YUKIE◎著／高淑珍◎譯／定價：380元

衷心期盼這本書能爲你締造與「命運之油」邂逅的良機。

**「油」是人體不可或缺的物質。我們的身心能否健康美麗，一切都深受「油」的影響。**它不僅是構成身體細胞所需的重要成分，提供身體代謝能量，與我們的心臟、血管、神經、荷爾蒙或皮膚、毛髮等，都有密切的關係。

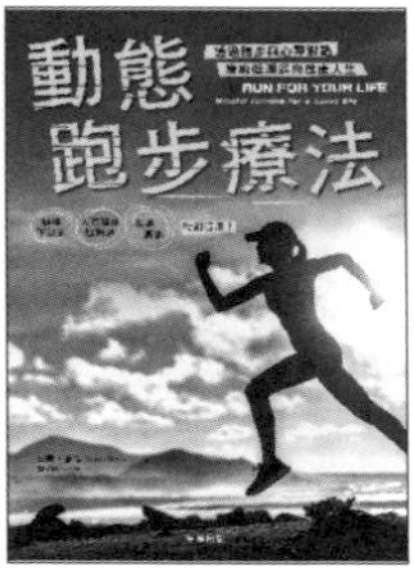


## 《動態跑步療法：透過跑步與心靈對話，療癒低潮邁向健康人生》

威廉．普倫◎著／劉又菘◎譯／定價：350元

這不是一本指導你如何跑步才正確的書，而是藉由動態跑步療法，「告別絕望與壓力的一帖藥方」。

**動態跑步療法（DRT）將進一步釋放運動所帶來的療癒力**，解決焦慮、憂鬱、選擇困難等低潮情緒，協助我們克服生活的煎熬與困境，並調整生理及心理的狀況。

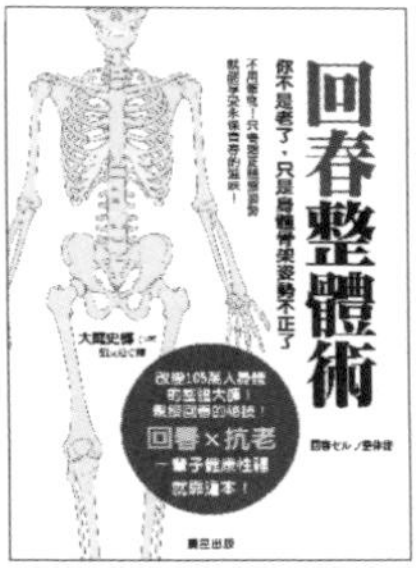


## 《回春整體術：你不是老了，只是身體骨架姿勢不正了》

大庭史榔◎著／劉又菘◎譯／定價：290元

不用藥物！只要矯正體態姿勢，就能享受永保青春的滋味！

**從脊椎、腰椎等整體醫學概念的角度，看待性愛的各種問題與現象**，可說是市面上相當少見的回春保健書籍。讀者也可透過本書瞭解自己在性事或老化上的狀況。

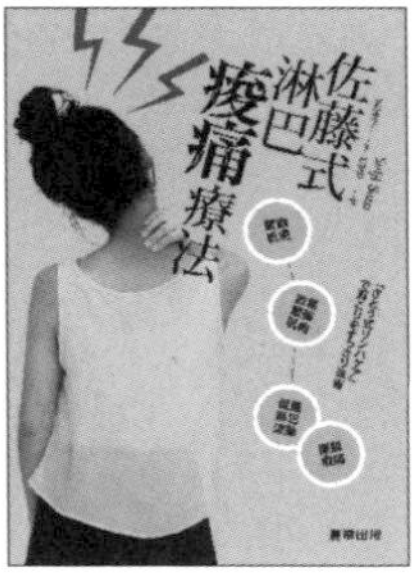


## 《佐藤式淋巴痠痛療法》

佐藤青兒◎著／郭寶雯◎譯／定價：250元

消除身體痠痛的關鍵在於「淋巴」。

本書有別於其他同類書籍，不強調按摩、伸展等由外施加壓力的方法，而是**用對身體最不造成負擔的方式來解決肩頸痠痛，甚至是其他的身體問題**。書中所提供的方法簡單、圖解清楚，讓讀者可快速直接地掌握肩頸痠痛的原因且解決問題。

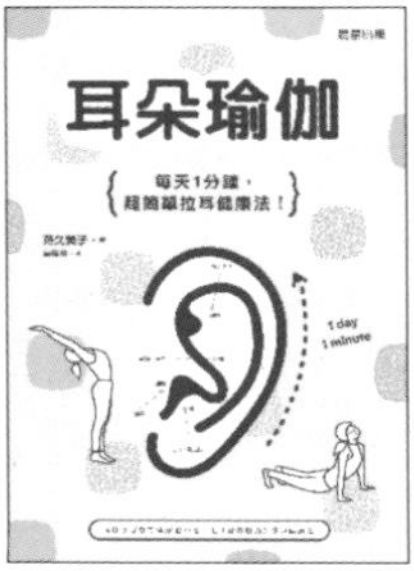


## 《耳朵瑜伽：每天1分鐘，超簡單拉耳健康法！》

薄久美子◎著／高淑珍◎譯／定價：250元

手指按揉耳朵＋身體合理姿勢＝耳朵瑜伽

本書以圖解方式介紹耳朵與身體的各種穴道知識，內容多元，圖解大而清晰，讀者**可透過圖示步驟掌握動作要領，輕鬆自我練習。能確實改善身體小毛病**，針對不同症狀揉捏按壓耳朵，輕鬆就可揮別如肩膀僵硬、虛冷、眼睛疲勞、壓力等煩惱

國家圖書館出版品預行編目資料

淋巴與淋巴癌 / 蘇勇誠著. -- 初版. -- 臺中市
: 晨星, 2018.03
面； 公分. -- （專科一本通 ; 27）
ISBN 978-986-443-281-3（平裝）
1.淋巴疾病 2.淋巴癌
415.64　　106008309

專科一本通 27

# 淋巴與淋巴癌

認識淋巴系統，給你最正確的治療與建議

作者　蘇 勇 誠 醫 師
主編　莊 雅 琦
企劃編輯　何 錦 雲
執行編輯　劉 容 瑄
網路行銷　吳 孟 青
實習編輯　鄭 舜 鴻
封面設計　沈 佳 雯
美術編輯　張 蘊 方

創辦人　陳銘民
發行所　晨星出版有限公司
台中市407工業區30路1號
TEL：04-23595820 FAX：04-23550581
E-mail：service@morningstar.com.tw
行政院新聞局局版台業字第2500號
法律顧問　陳思成律師
初版　西元2017年03月06日

總經銷　知己圖書股份有限公司
106台北市大安區辛亥路一段30號9樓
TEL：02-23672044 / 23672047　FAX：02-23635741
407台中市西屯區工業三十路1號1樓
TEL：04-23595819　FAX：04-23595493
網路書店 http://www.morningstar.com.tw
讀者專線　04-23595819#230
郵政劃撥　15060393
戶名　知己圖書股份有限公司

**定價350元**

ISBN 978-986-443-281-3
Published by Morning Star Publishing Inc.
Printed in Taiwan

# ◆讀者回函卡◆

**以下資料或許太過繁瑣，但卻是我們瞭解您的唯一途徑**
**誠摯期待能與您在下一本書中相逢，讓我們一起從閱讀中尋找樂趣吧！**

姓名：＿＿＿＿＿＿＿＿　性別：□男　□女　生日：　／　／

教育程度：□小學 □國中 □高中職 □專科 □大學 □碩士 □博士

職業：□學生 □軍公教 □上班族 □家管 □從商 □其他＿＿＿＿＿＿

月收入：□3萬以下 □4萬左右 □5萬左右 □6萬以上

E-mail：＿＿＿＿＿＿＿＿＿＿　聯絡電話：＿＿＿＿＿＿＿＿

聯絡地址：□□□＿＿＿＿＿＿＿＿＿＿＿＿＿＿＿＿

**購買書名：** 淋巴與淋巴癌

**・請問您是從何處得知此書？**

□書店 □報章雜誌 □電台 □晨星網路書店 □晨星健康養生網 □其他＿＿＿＿

**・促使您購買此書的原因？**

□封面設計 □欣賞主題 □價格合理 □親友推薦 □內容有趣 □其他＿＿＿＿

**・看完此書後，您的感想是？**

＿＿＿＿＿＿＿＿＿＿＿＿＿＿＿＿＿＿＿＿

**・您有興趣瞭解的問題？（可複選）**

□ 中醫傳統療法 □ 中醫脈絡調養 □ 養生飲食 □ 養生運動 □ 高血壓 □ 心臟病

□ 高血脂 □ 腸道與大腸癌 □ 胃與胃癌 □ 糖尿病 □內分泌 □ 婦科 □ 懷孕生產

□ 乳癌／子宮癌 □ 肝膽 □ 腎臟 □ 泌尿系統 □攝護腺癌 □ 口腔 □ 眼耳鼻喉

□ 皮膚保健 □ 美容保養 □ 睡眠問題 □ 肺部疾病 □ 氣喘／咳嗽 □ 肺癌

□ 小兒科 □ 腦部疾病 □ 精神疾病 □ 外科 □ 免疫 □ 神經科 □ 生活知識

□ 其他＿＿＿＿＿＿＿＿＿＿＿＿＿＿＿＿

**□ 同意成為晨星健康養生網會員**

以上問題想必耗去您不少心力，為免這份心血白費，請將此回函郵寄回本社或傳真至（04）2359-7123，您的意見是我們改進的動力！

晨星出版有限公司 編輯群，感謝您！

請填妥後對折裝訂，直接投郵即可，免貼郵票。

| |
|---|
| 廣告回函 |
| 臺灣中區郵政管理局 |
| 登記證第267號 |
| 免貼郵票 |

407

台中市工業區30路1號

# 晨星出版有限公司

請沿虛線摺下裝訂，謝謝！

## 填回函 ・ 送好書

填妥回函後附上 32/52 元（普通 / 掛號）郵票寄回，即可索取

**《健康的極致飲食法》**

唯有攝取正確的食物，

身體才能獲得健全的滿足感，

感覺才會變得敏銳，

更能清楚知道自己心中要的是什麼，

活出自己的獨特人生。

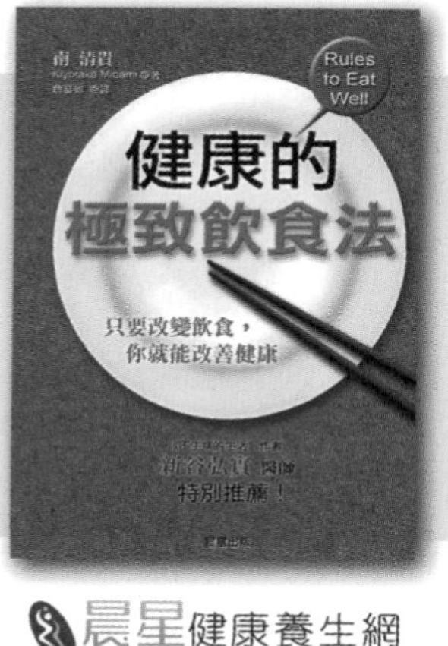


特邀各科專業駐站醫師，為您解答各種健康問題。

更多健康知識、健康好書都在晨星健康養生網。

晨星健康養生網

http://health.morningstar.com.tw

晨星健康養生網

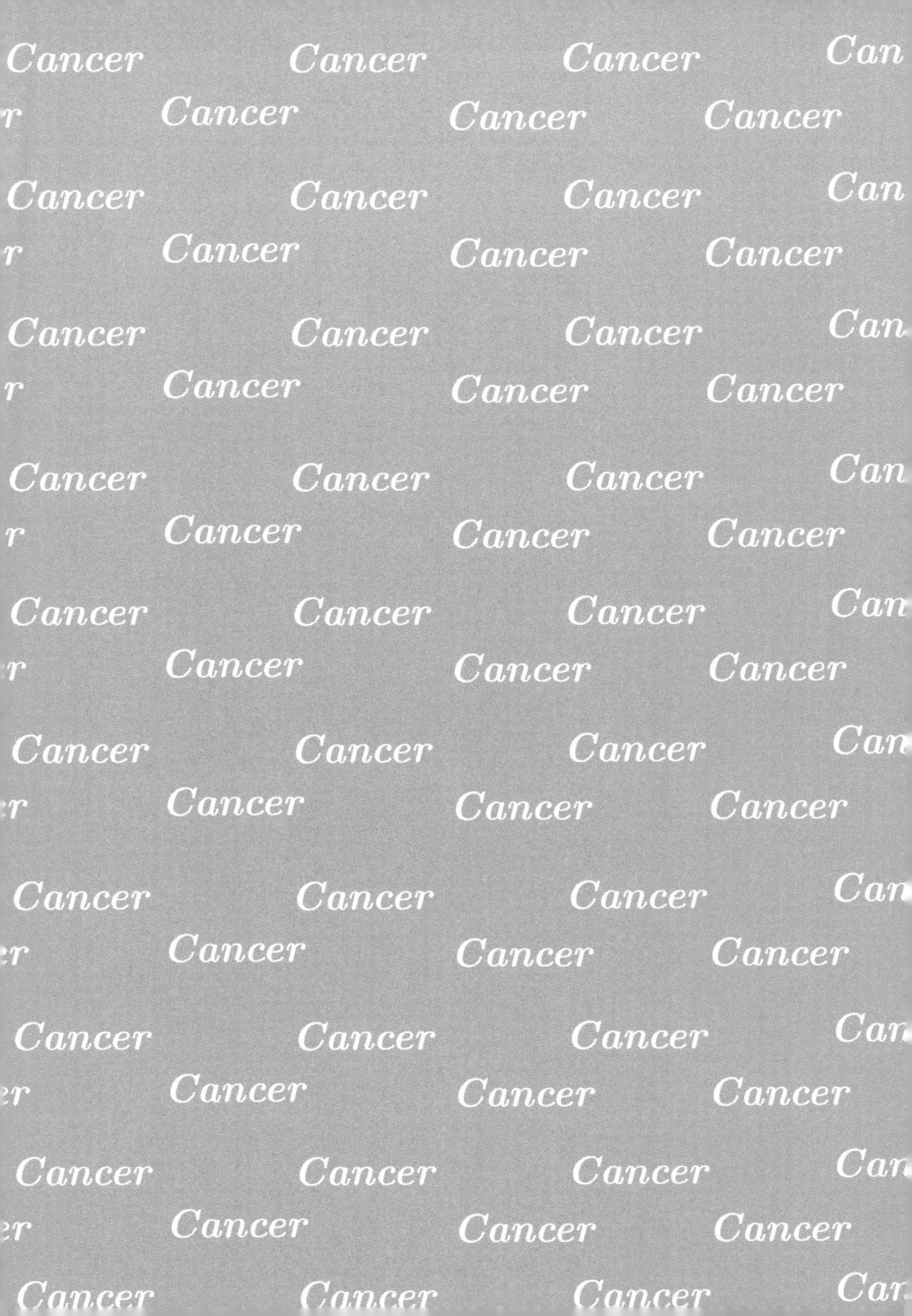
Cancer

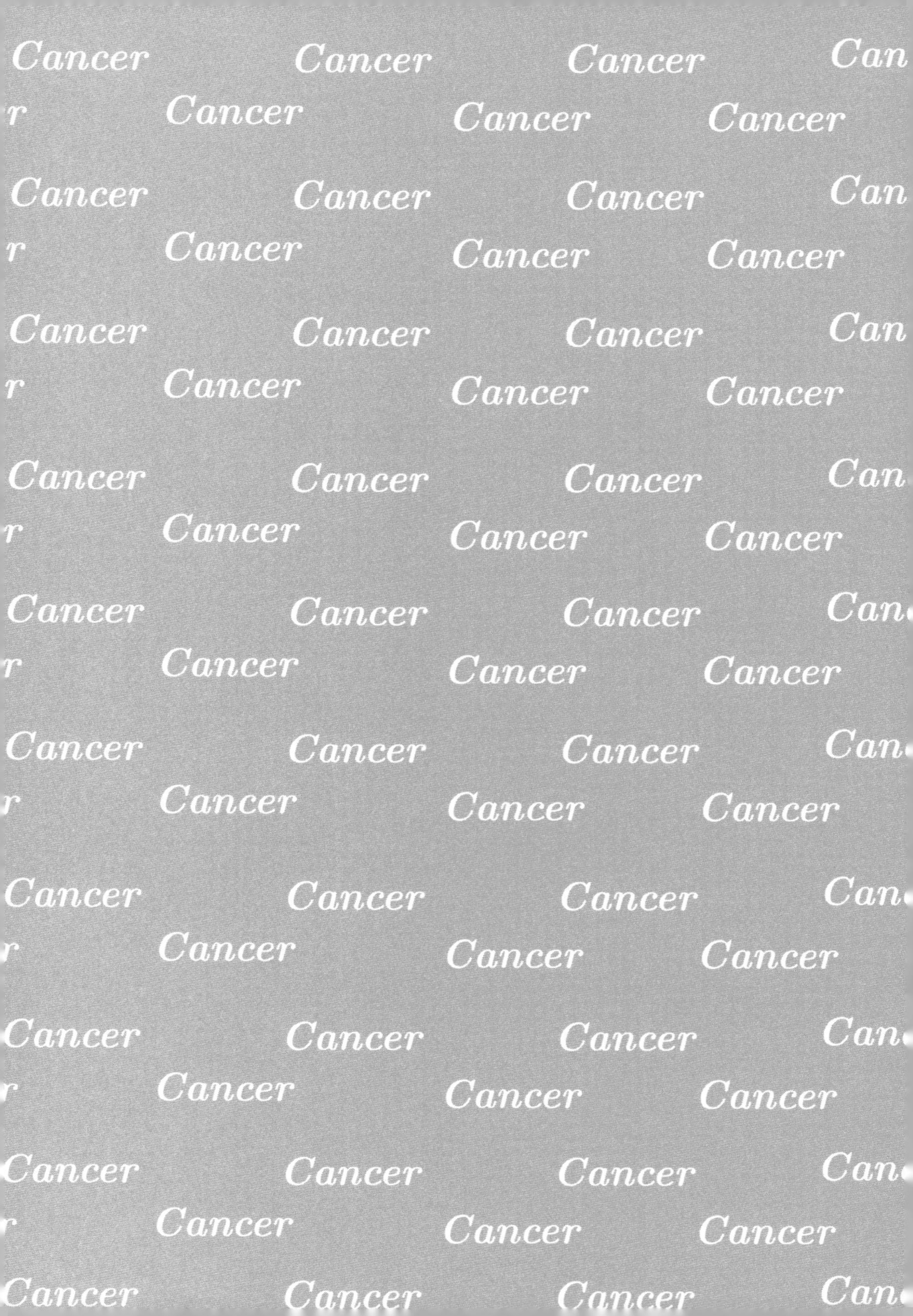
Cancer Cancer Cancer Can
r Cancer Cancer Cancer
Cancer Cancer Cancer Can
r Cancer Cancer Cancer
Cancer Cancer Cancer Can
r Cancer Cancer Cancer
Cancer Cancer Cancer Can
r Cancer Cancer Cancer
Cancer Cancer Cancer Can
r Cancer Cancer Cancer
Cancer Cancer Cancer Can
r Cancer Cancer Cancer
Cancer Cancer Cancer Can
r Cancer Cancer Cancer
Cancer Cancer Cancer Can
r Cancer Cancer Cancer
Cancer Cancer Cancer Can
r Cancer Cancer Cancer
Cancer Cancer Cancer Can